Td $\begin{smallmatrix}122\\131\end{smallmatrix}$

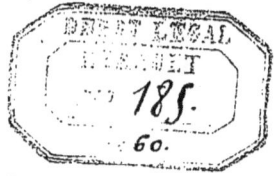

DES ENGORGEMENTS

ET DES ULCÈRES

DU COL DE L'UTÉRUS,

PAR F. VILLAR,

DOCTEUR EN MÉDECINE,

EX-CHIRURGIEN EXTERNE DES HOPITAUX DE MONTPELLIER,

MEMBRE TITULAIRE DE LA SOCIÉTÉ MÉDICALE D'ÉMULATION
DE LA MÊME VILLE.

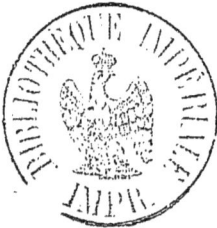

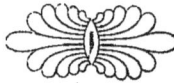

MONTPELLIER,

JEAN MARTEL AÎNÉ, IMPRIMEUR DE LA FACULTÉ DE MÉDECINE,

RUE DE LA CANABASSERIE 2, PRÈS DE LA PRÉFECTURE

1860

A MONSIEUR

Le Professeur COURTY,

CHIRURGIEN EN CHEF DE L'HÔPITAL - GÉNÉRAL DE MONTPELLIER,

MEMBRE DE L'ACADÉMIE DES SCIENCES ET LETTRES

DE LA MÊME VILLE, ETC., ETC.

F. VILLAR.

PRÉFACE.

———

L'ulcère et l'engorgement du col se rencontrent si souvent sur le même sujet, qu'il nous a paru inutile, sinon impossible, de les séparer dans un travail spécial. Quiconque, en effet, s'est occupé des maladies utérines, a pu s'apercevoir facilement de leur communauté d'origine, de manifestation, de marche et de terminaison. Mais cette remarque est d'autant plus sensible, qu'on limite davantage le champ d'observation. L'ulcère, souvent cause d'engorgement du col, en est plus souvent encore l'effet, et, dans bien des cas, il est difficile de déterminer quelle a été la lésion préexistante.

En jetant un coup-d'œil sur le tableau commémoratif des maladies observées au Dépôt de police de Montpellier, on sera peut-être étonné du petit nombre d'engorgements du col, comparativement aux ulcères, rougeurs et granulations du même organe. Nous dirions à ceux qui nous feraient cette observation : L'engorgement du col est une maladie essentiellement chronique que l'on devra observer rarement dans un Dispensaire, où l'on ne vient guère que par l'ordre de la Police. Nous ne nous expliquons même les 80 cas observés sans ulcères que par l'espèce de *prédisposition acquise* des femmes publiques, à peu près seules admises au Dispensaire.

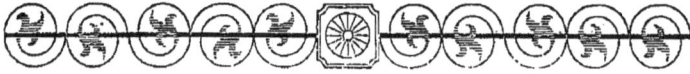

DES ENGORGEMENTS

ET DES

ULCÈRES DU COL DE L'UTÉRUS.

Historique.

Il ne nous appartient pas de faire l'éloge des anciens et de proclamer leur supériorité sur les modernes ; mais il nous est permis de dire que de la lecture de leurs ouvrages il est résulté pour nous la conviction de leurs connaissances assez étendues sur les ulcères du col.

Hippocrate, dans le *Livre des prédictions,* nous prouve en ces termes qu'il a vu ou touché les ulcères du col : « S'il y a quelque ulcère dans la matrice, causé par les suites de couches, ou par quelque tumeur, ou tout autrement, il y a nécessairement la fièvre, des tumeurs aux aines, etc. »

À son époque, la division de la matrice en corps et en col n'existant pas, il est plus que probable que les ulcères dont il parle avaient leur siège sur le col et non dans le corps de l'organe. Les quelques lignes qui suivent, empruntées au même auteur, nous prouvent l'existence de cette confusion du corps de l'utérus avec le col. « La partie, dit-il, où se fait la conception, appelée *matrice*,... son *orifice* ne doit pas être placé de travers, ni étranglé, ni toujours ouvert. »

Galien signale les ulcères du col et les écoulements utérins dans son traité *De locis affectis*.

Arétée de Cappadoce (*De uteri morbis*, ch. II) distingue les ulcères de l'utérus en bénins et malins : « *Aliqua innoxia, aliqua maligna, nempe mortifera ulcera sunt.* »

Celse (*De variis uterum affectibus*) propose, comme nous le verrons plus tard, la cautérisation au fer rouge.

Paul d'Égine fait mention du spéculum, sans en désigner l'inventeur. Il ne parle que du cancer utérin et des abcès du col, abcès qu'il ouvrait, après avoir dilaté le vagin avec le *dioptre* [1].

Avicenne consacre tout un chapitre aux ulcères du col qu'il examine avec le spéculum. Il cherche à établir le diagnostic différentiel des ulcères simples et de ceux qu'il appelle *chancres*, et dont le caractère distinctif est la persistance des douleurs et l'incurabilité du mal.

Guy de Chauliac dit, à propos des ulcères des hanches, qu'il y a des ulcères des membres contenants,

---

[1] Διὰ οπτομαι, voir à travers.

des contenus ou de ceux qui en procèdent. « Ceux qui
sont faits ès membres contenus ne sont pas de la con-
noissance du chirurgien. Ceux-ci sont faits ès parties
qui en procèdent, comme en la verge *et au col de la
matrice*, sont *escorcheures*, échauffements, ulcères
virulents, etc.... Leurs signes sont manifestes à la
veuë et à l'attouchement, et l'instrument dit *miroir*
aide fort à cecy, selon Avicenne. »

Ambroise Paré intitule le chapitre IX du 13e livre
de ses œuvres : *Des ulcères de la matrice*. « Ils sont
au col de la matrice ou au fond d'icelle Celles qui
sont au col sont cogneuës par la veuë, y mettant le
spéculum, et ceux qui sont au profond, par les excré-
ments qui en sortent et le lieu de la douleur. »

Hamilton, dans son *Traité des maladies des femmes*
(1798), ne fait pas mention des ulcères ni des engorgements du col. Il attribue les flueurs blanches à
une hypersécrétion des glandes vaginales, et quand
« l'écoulement est de couleur jaunâtre, il est certainement dû à une maladie inhérente à la constitution. »
Si ces écoulements continuent, ajoute-t-il, ils débili-
tent la constitution et mènent à la mort. Tout le traitement qu'il conseille contre ces divers écoulements,
consiste en des bains froids et des injections astringentes. Après avoir lu le livre d'Hamilton, on reste
convaincu que ce praticien n'a jamais fait usage du
spéculum, déjà connu depuis long-temps.

Astruc, dans son *Traité des maladies des femmes,*

parle des ulcères de la matrice avec une grande connaissance du sujet.

Vigarous fait une large part à l'inflammation du tissu utérin, et aux ulcères du corps et du col, dans son *Cours élémentaire des maladies des femmes.*

En perfectionnant et vulgarisant le spéculum, Récamier a jeté un grand jour sur les maladies du col. Dès-lors, les traités, les mémoires, les articles de journaux se sont multipliés. Dupuytren, Dubois, Dugès, Mme Boivin, Guilbert, Lisfranc, Pauly, Mélier, Vidal, Duparcque, Jobert, Laurès et une foule d'autres ont ajouté leurs observations à celles qui existaient déjà sur les maladies utérines, et les engorgements du col désignés sous les différents noms d'*inflammation chronique,* de *catarrhe utérin,* etc., n'ont pas été plus oubliés que les ulcères du même organe. On ne s'est pas contenté de la division des ulcères en bénins et malins, on a sondé leur nature, on leur a découvert ou imaginé mille formes, et les classifications en ont été multipliées.

De nos jours, MM. Aran, Scanzoni, Becquerel, Nonat et plusieurs autres, trouvant incomplets, obscurs ou trop étendus, les traités des maladies de matrice, ont voulu les réduire à leur plus simple expression, y jeter un éclair de lumière. Ont-ils réussi? Leurs ouvrages appartiennent à la critique; plus tard on saura comment ils auront été appréciés.

CHAPITRE Ier.

ENGORGEMENTS DU COL DE L'UTÉRUS.

DÉFINITION. — L'engorgement du col est un symptôme d'une modification opérée dans la vitalité du
tissu utérin ou dans celui du col; symptôme qui,
s'isolant peu à peu, devient, avec le temps, une maladie ayant des manifestations propres et son traitement particulier.

Cet engorgement, de nature si diverse puisqu'il
tient à l'affection utérine dont il est une manifestation,
peut dépendre d'un état physiologique ou d'un état
pathologique.

Nous n'étudierons certes pas les modifications en
forme, volume et consistance, qu'éprouve le col utérin avant et pendant l'époque menstruelle, pendant la
gestation, l'état puerpéral, etc.; nous nous occuperons
seulement de l'engorgement pathologique du col. Nous
allons même essayer de restreindre considérablement
la question.

L'engorgement du col se présente à l'état aigu ou
à l'état chronique : à l'état aigu, il constitue un symptôme peu alarmant par lui-même, et ce n'est pas à lui
que s'adresse le traitement des métrites aiguës, des
ovarites, etc.; à l'état chronique, il est à lui seul,

une maladie sinon dangereuse par ses suites immédiates, du moins redoutable par les dangers qu'elle fait naître quand elle est négligée.

On voit déjà que l'engorgement aigu du col nous occupera bien moins que l'engorgement chronique, dont la fréquence constitue une des plus tristes infirmités du sexe.

ENGORGEMENT AIGU.

L'engorgement aigu, que M. Becquerel appelle à tort l'*inflammation aiguë*, coïncide le plus souvent, pour ne pas dire toujours, avec un engorgement utérin, symptôme lui-même d'une affection utérine.

Il est caractérisé par la douleur, la rougeur, la tuméfaction, la résistance du tissu malade et l'augmentation de sa friabilité à la surface.

Une exsudation muqueuse ou mucoso-sanguinolente se fait à la surface, surtout à la surface interne. Si l'inflammation préside à l'affection utérine, la suppuration ne tarde pas à se montrer avec un ramollissement plus considérable des tissus, leur ulcération et leur destruction. Si, au contraire, l'état catarrhal domine la maladie, il se traduit à l'extérieur par une coloration moindre des tissus, leur engorgement dur et résistant, et l'écoulement muqueux intra-utérin très-abondant. Des tendances à la chronicité se manifestent bientôt avec les symptômes qui lui sont propres.

Indiquer les causes, les symptômes généraux et

locaux, le traitement des engorgements aigus du col,
ce serait vouloir passer en revue les diverses affections aiguës de l'utérus, cadre que nous ne nous
sommes pas proposé de remplir.

ENGORGEMENT CHRONIQUE.

L'engorgement chronique, avons-nous dit, constitue
une maladie qui, si elle n'est pas dangereuse par ses
suites immédiates, n'en est pas moins redoutable
quand elle est négligée.

Il nous semble assez difficile d'émettre une opinion
bien assurée sur les altérations pathologiques du tissu
du col engorgé. On n'a que trop souvent l'occasion
d'autopsier des femmes atteintes d'un engorgement de
cet organe ; mais celui-ci n'ayant pas déterminé la
mort, n'ayant peut-être pas été soupçonné, ce n'est
pas sur lui que porte l'examen nécropsique. Quoi
qu'il en soit, l'engorgement du col peut dépendre
d'une congestion simple sans hypertrophie des tissus,
d'une congestion hypertrophique sans sécrétion morbide, d'une congestion avec ou sans hypertrophie,
accompagnée de sécrétion morbide.

1° *Congestion simple.* — Dans le premier cas, la
congestion est caractérisée par du gonflement, de la
rougeur ou de la pâleur suivant la nature de la
fluxion, la distension des vaisseaux capillaires et la
conservation de la texture normale du tissu engorgé.

2° *Congestion hypertrophique.* — Aux caractères

précédents, il faut ajouter le développement anormal des tissus et la formation de nouveaux vaisseaux qui donnent parfois au col l'apparence variqueuse.

3° *Congestion avec sécrétion morbide.* — Le col congestionné, modifié dans sa vitalité plus que dans sa constitution organique, sécrète des liquides divers. Ceux-ci s'accumulent entre les tissus anciens ou de nouvelle formation, et accroissent singulièrement le volume de l'organe. C'est à la suite de ces engorgements que surviennent les ulcères et les granulations du col, dont le mode de formation est souvent identique, s'ils diffèrent quant à leur forme, leur constitution et leur nature.

La résorption des liquides épanchés détermine la formation des indurations simples ou squirrheuses que l'on touche sur le col.

Les caractères de ces indurations portent sur le tissu lui-même et non sur la muqueuse qui le recouvre. La section de celui-ci est d'un blanc pâle, jaunâtre ou grisâtre; les vaisseaux capillaires sont atrophiés, quelquefois même disparus. « Ce sont ces indurations *inflammatoires* que l'on a quelquefois confondues avec l'état squirrheux du col. Il est des cas où il serait certainement utile de recourir à l'examen microscopique pour établir le diagnostic anatomique positif de la partie indurée [1]. »

[1] Becquerel, Traité clinique des maladies de l'utérus et de ses annexes Paris, 1859.

Nous sommes loin de souscrire à la nature toujours *inflammatoire* de ces indurations; mais nous croyons à la *substitution* squirrheuse pour peu que la prédisposition du sujet fournisse sa part exigée. Nous ajouterons avec Duparcque que les engorgements durs, quels que soient leur siège ou leur cause, appartiennent plus souvent à l'induration qu'au squirrhe chez une femme jeune et bien constituée.

Étiologie.

Nous diviserons les causes d'engorgement du col en générales ou locales.

CAUSES GÉNÉRALES.

Age. — La vie de l'utérus peut se diviser en trois périodes bien marquées : 1° une période d'accroissement organique; 2° une période de vie fonctionnelle; 3° une période de décrépitude fonctionnelle et organique. Dans la première, il ne peut évidemment éprouver que des modifications de santé générale [1]. Dans la seconde, il sera soumis à toutes les vicissi-

[1] Les modifications de santé spéciale que l'utérus éprouve durant cette première période sont de rares exceptions. Le cas communiqué par M. Giraldès à la Société de biologie (février 1857) nous a le plus frappé.

Il décrit ainsi la pièce qu'il a disséquée sur un nouveau-né : col de l'utérus hypertrophié, membrane muqueuse rouge, dépouillée d'épithélium, abrasion de cette membrane,

tudes de santé spéciale. Suivant qu'il aura bien ou mal exécuté les fonctions qui lui étaient dévolues, il rentrera peu à peu dans le néant fonctionnel, ou sera victime des altérations produites à la longue par ses inaptitudes vitales. « L'on pourra presque avancer, dit Lisfranc, que s'il souffre alors (âge critique), s'il est malade, ces maladies ont leur origine dans des actes physiologiques ou morbides depuis long-temps accomplis, et prenant peu à peu, quoique lentement, un développement devenu intolérable long-temps après sa naissance [1]. »

Les engorgements du col dépendant surtout d'une modification vitale, se montreront le plus souvent dans la seconde période. Quelquefois, la première menstruation devient une cause déterminante de cette lésion, mais les cas en sont rares. Duparcque veut que le célibat forcé soit une cause d'engorgement utérin : nous admettons que la virginité n'est pas une égide sûre contre cette maladie ; mais nous préférons voir des exceptions dans les cas cités que de théoriser sur les congestions déterminant des *engorgements froids* [2]. L'âge critique, au lieu d'exposer aux engorgements du col, semblerait en marquer la terminaison naturelle, à moins que l'utérus ne devienne le siège d'une altération organique.

[1] Lisfranc, Clinique à la Pitié.

[2] Duparcque, Traité théorique et prat. sur les altér. de la matrice.

Constitution. — Les femmes de toute constitution sont exposées aux engorgements du col. Il est pourtant vrai de dire que la débilitation est au moins un effet, sinon une cause d'une pareille maladie.

Tempérament. — Les tempéraments jouent un grand rôle dans le développement des engorgements du col, et surtout dans leur symptomatologie et leur thérapeutique.

Les tempéraments lymphatiques, scrofuleux, méritent le nom de prédisposants, et le tempérament nerveux s'exagère à mesure que le mal grandit.

Idiosyncrasies. — Comme toutes les maladies, l'engorgement du col est soumis à la loi des idiosyncrasies. Telle femme s'exposera en vain à contracter la maladie qui chez telle autre prendra naissance sous l'influence de la plus légère excitation.

Hérédité. — L'hérédité ne devrait pas compter, ce nous semble, parmi les causes d'engorgement du col, à moins que l'on n'admette l'hérédité des idiosyncrasies, assertion qui ne serait peut-être pas dénuée de tout fondement.

Climats. — Quelle est l'influence des climats, des saisons, de la température, sur les maladies utérines? C'est une question à laquelle on ne saurait répondre dans l'état actuel de la science [1]. Cependant, il est vrai de dire que l'habitation des lieux froids et humides

[1] Becquerel, *loc. cit.*

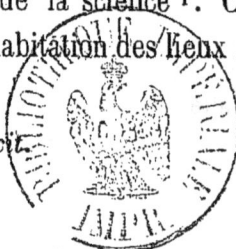

amène souvent des engorgements du col, soit que ceux-ci se développent lentement, parce que l'utérus n'a pas la force de se débarrasser des liquides qu'y entraîne le mouvement menstruel, soit que de pareilles conditions atmosphériques amènent généralement des engorgements viscéraux, en modifiant les fonctions des organes et leur vitalité.

Conditions sociales. — La femme du monde est plus sujette aux engorgements du col que celle des champs. Que l'on invoque la vie sédentaire, les travaux de l'esprit ou les errements de l'imagination, les fatigues d'une longue veille, de la danse, les transitions brusques d'un genre de vie à un autre, les courses à cheval, en voiture, plus souvent dictées par le plaisir que par l'hygiène, la remarque n'en est pas moins généralement vraie. Ce n'est pas à dire que la misère, la mauvaise alimentation, l'usage d'aliments avariés, ne soient des causes d'engorgement utérin aussi manifestes que l'abus des épiceries et autres mets raffinés dont abusent les riches.

La prostitution, s'il est permis de la mettre au rang des conditions sociales, est une cause fréquente d'engorgement du col, autant par les vicissitudes qu'elle entraîne avec elle que par l'abus du coït dont nous parlerons plus tard.

Diathèses. — Les diathèses, quoi qu'en disent MM. Laurès, Becquerel et autres, méritent bien leur part dans l'étiologie des engorgements du col. Il est vrai qu'elles n'agissent le plus souvent que comme causes d'entretien.

Les vices syphilitique, scorbutique et dartreux, portent surtout leur action sur les ulcères du col; la diathèse scrofuleuse préside souvent aux engorgements de cet organe.

Dirons-nous avec Becquerel : « Oui, les femmes ou les jeunes filles atteintes de la maladie scrofuleuse peuvent présenter de la dysménorrhée ou de l'aménorrhée », comme si ces désordres n'étaient pas le plus souvent de simples symptômes et non des maladies propres?

On pouvait croire à la spécialité morbide des flueurs blanches avant que Récamier nous eût appris à braver la timidité pudique des femmes, pour bannir du monde une des plus déplorables infirmités. Mais, depuis que le spéculum nous permet de voir le col des femmes ou des jeunes filles, que d'écoulements blancs expliqués par l'engorgement du col, que de menstrues rétablies par le dégorgement de cet organe! Pour être convaincu de l'existence de la diathèse scrofuleuse et des entraves qu'elle met à la cure des engorgements du col, il suffit d'observer cette maladie dans les hôpitaux ou la classe pauvre des villes. Cette remarque nous a été suggérée par le peu de pratique qu'il nous a été donné de faire, et nous sommes profondément surpris des paroles d'un médecin de la Pitié : « Où sont, du reste, les faits

qu'on invoque pour admettre une semblable propo-
sition ? [1] »

Nous comprenons dans le cadre des causes locales,
non-seulement celles qui agissent immédiatement sur
l'organe atteint, mais celles dont l'action se porte sur
les organes voisins, anatomiquement ou sympathiquement en rapport avec le col.

Position du col, disposition des veines. — Le
col utérin logé dans le petit bassin, à la partie du corps
la plus déclive, est richement pourvu de veines dans
lesquelles la circulation s'opère avec peine pour deux
causes principales : la privation des valvules et la loi
de la pesanteur qui s'oppose à l'ascension de la colonne
sanguine. Ces deux conditions favorisent évidemment
la stase des liquides dans le col, et prédisposent celui-
ci à une espèce d'engorgement passif.

Menstruation. — La congestion mensuelle devient
cause puissante d'engorgement, si elle n'est pas régulièrement et complètement accompli. L'aménorrhée
accidentelle ne sera pas fâcheuse si le dégorgement
s'opère peu à peu ou tout-à-coup à l'apparition des
prochaines menstrues. Mais il est à craindre que la
modification amenée par une suppression menstruelle
ne devienne elle-même cause d'une fluxion qui n'abou-
tira point ; et, au lieu de disparaître, la lésion ne fera
qu'augmenter tous les mois.

[1] Becquerel, *loc. cit.*

Abus du coït. — Cette grande loi physiologique, que *plus un organe est exercé, plus il est exposé à s'affecter*, trouve ici son application. Mais ce n'est pas tant le coït en lui-même que les conditions dans lesquelles cet acte est accompli, qui déterminent l'engorgement du col. Les premières approches, la disproportion des organes, la passion aveugle qui éteint toute sensibilité, rend sourd aux plaintes ou vicie les penchants, sont des causes très-nombreuses rarement avérées. Comme le dit M. Laurès dans sa thèse inaugurale : « Cette cause mécanique agit encore avec plus d'énergie, lorsque le libertinage, exploitant l'éréthisme nerveux qui existe pendant la durée des règles et rend les femmes plus portées aux plaisirs de l'amour, obtient des faveurs intempestives qui compromettent la santé. »

Grossesse. — L'influence de la grossesse est différente, suivant que l'on considère l'engorgement produit pendant la grossesse et par la grossesse elle-même, ou l'engorgement consécutif à une série de gestations.

Dans le premier cas, c'est le plus souvent un engorgement hypertrophique auquel prend part l'utérus tout entier. Cet état n'offre rien de dangereux, à moins qu'il n'atteigne des limites trop considérables pouvant influer sur l'accouchement.

Dans le second cas, l'utérus s'est engorgé par suite de congestions successives dont il a été le siège, trop rapprochées pour qu'un travail éliminateur suffisant se soit accompli.

Les chirurgiens du XIe siècle, dit Lisfranc, conseillaient aux malades atteintes d'engorgement du col ou de la matrice, de faire un enfant. Leurs conseils devaient bien rarement être couronnés de succès, si toutefois ils pouvaient être suivis. En effet, l'engorgement est une cause mécanique d'empêchement de fécondation par la compression qu'il exerce sur le canal utérin, et, d'un autre côté, il détermine et entretient une fluxion pernicieuse au développement complet de l'embryon. Théoriquement parlant, la grossesse pourrait bien avoir une influence curative sur les engorgements utérins; mais la théorie sans la pratique et en opposition avec elle est bien peu de chose.

Avortement. — L'avortement ajoute immensément aux effets de la grossesse. C'est une des causes les plus réelles d'inflammation du col, dit Becquerel. M. Gosselin[1] prétend n'avoir trouvé d'ulcérations et d'engorgements du col que sur les malades ayant accouché et surtout avorté; une seule exception s'est présentée à lui, et il n'est pas sûr d'avoir obtenu toute la vérité.

Si l'avortement accidentel fait naître aussi souvent les engorgements du col, que penser des manœuvres coupables tendant à expulser le fœtus? A l'action de l'avortement s'ajoutent les congestions utérines, déterminées par des forces physiques ou vitales, plus

[1] Gosselin, Archiv. génér. de méd., 1843.

souvent, plus grossièrement répétées les unes que les autres.

Accouchement. — L'accouchement naturel ne détermine pas par lui-même des engorgements du col ; il serait peut-être le terme de l'engorgement hypertrophique né avec la grossesse. Mais les manœuvres intempestives, nécessaires quelquefois, les imprudences pendant la durée de la fièvre puerpérale, sont autant de causes de l'engorgement du col. « Une des causes les plus fréquentes de cette maladie est la mauvaise habitude qu'ont les accoucheurs de permettre aux femmes de se lever et de marcher trop tôt après l'accouchement [1]. »

États pathologiques de l'utérus et de ses annexes. — Les états pathologiques de l'utérus et de ses annexes peuvent déterminer immédiatement ou consécutivement l'engorgement du col.

Les métrites aiguës ou chroniques, les ovarites, les tumeurs fibreuses, les polypes et toutes les altérations des organes voisins qui agissent mécaniquement ou sympathiquement sur le col, jouissent des mêmes privilèges.

Leucorrhée. — La leucorrhée, endémique à Paris suivant l'expression de Lisfranc, très-commune en province, amène un état fluxionnaire pouvant se localiser facilement sur le col, surtout si cette leucorrhée, provenant non-seulement du vagin, mais aussi de

---

[1] Lisfranc, *loc. cit.*

l'utérus, est brusquement supprimée par des injections très-froides, très-astringentes, ou par des moyens répercussifs d'une action trop peu limitée.

Constipation, déplacements utérins. — La constipation, les déplacements de l'utérus, l'antéflexion ou la rétroversion de cet organe, sont tantôt cause, tantôt effet de l'engorgement du col. Il est certain qu'il n'y a jamais engorgement sans constipation, sans déplacement quelconque. Mais quelle est la modification survenue la première? Il n'est jamais permis d'observer une flexion, un déplacement quelconque de l'utérus dès qu'il s'est établi; impossible dès-lors de lui attribuer l'engorgement qui l'accompagne six mois, un an, deux ans, etc. après sa production. Le même raisonnement s'applique aux engorgements, et nous croyons rester dans les limites du vrai en admettant la précession tantôt de l'une, tantôt de l'autre modification, et leur coexistence à peu près constante.

Pessaires. — Les efforts des chirurgiens et des bandagistes, tendant au perfectionnement de ces appareils, démontrent assez que, tout en rendant d'éminents services, ils fournissent leur part d'inconvénients. Ce que l'on demande au pessaire, c'est de contenir l'utérus dans sa position normale, sans déterminer par la fluxion qu'il opère sur le col ni engorgements ni ulcérations consécutives.

Usages sociaux. — Nous n'avons ni autorité ni mission de réformer les mœurs et les coutumes de la société. Mais, comme médecin, il nous est permis de crier contre l'abus de la danse, de l'équitation, des courses en voiture trop souvent répétées et de trop longue durée. Il est à regretter que des statistiques n'aient été établies à ce sujet. Elles seraient difficiles et longues à faire ; mais il est permis à la raison d'avancer ce que l'expérience aura à confirmer plus tard.

L'usage des chaufferettes produit d'autres effets moins dangereux que la leucorrhée et les engorgements du col. La coquetterie, le luxe ou le bon sens, ont provoqué des perfectionnements qui nous obligent à les bénir.

Nymphomanie. — Il est facile de s'expliquer l'influence que peut avoir dans la production des engorgements du col, cette malheureuse manie souvent incoercible. Elle renouvelle sans cesse et entretient une constante fluxion sur les organes génitaux et sur leur partie la plus prédisposée aux affections morbides.

Symptomatologie.

Les symptômes des engorgements du col sont généraux ou locaux.

SYMPTÔMES GÉNÉRAUX.

Ils sont constitués par des troubles fonctionnels généraux de l'utérus, et des troubles sympathiques du côté des divers appareils de l'organisme.

Troubles fonctionnels généraux de l'utérus. —
Les deux principales fonctions de l'utérus sont : la
menstruation et la fécondation.

1° *Les menstrues* éprouvent des variations de
qualité, de quantité et de périodicité chez les femmes
en général, à plus forte raison quand l'utérus est
malade. L'engorgement du col produit des troubles
qui ne peuvent être formulés sous forme de loi. ·
Tantôt supprimées, les règles deviennent parfois plus
abondantes et constituent de véritables hémorrhagies.
Généralement, le sang qui s'écoule est moins rouge,
plus séreux, précédé ou suivi de pertes blanches. La
régularité de l'écoulement menstruel subit aussi de
grandes variations. On peut dire qu'il est retardé si
l'engorgement est dur, résistant, comme squirrheux ;
il est rapproché si le col est fongueux, mollasse,
saignant : parfois même le sang coule durant tout le
mois ou à peu près.

2° *La fécondation,* pour être accomplie, exige chez
la femme deux actes : le coït et l'imprégnation de
l'œuf.

Le coït est douloureux, accepté avec répugnance,
très-rarement désiré, quoi qu'en disent certains
auteurs.

L'imprégnation est difficile, impossible même dans
la plupart des cas, soit que l'orifice utérin soit obli-
téré par la compression, les mucosités ou le pus ; soit,
ce qui arrive la plupart du temps, que les déplace-

ments de l'organe deviennent une cause mécanique
d'empêchement de pénétration du sperme dans l'utérus.
MM. Mélier, Chomel et Bennett, citent plusieurs cas
de jeunes femmes qui n'ont pu être fécondées qu'après
la disparition des ulcéres et des engorgements du col.

*Troubles sympathiques du côté des divers appareils
de l'organisme.* — Rarement les femmes atteintes
d'engorgement du col conservent toutes les apparences
d'une bonne santé, et l'on observe des troubles fonctionnels de diverse nature. Ils sont presque tous, dit
Becquerel, sous la dépendance d'un état général spécial, dont on trouve l'explication dans une altération
du sang, toujours la même, l'anémie. Nous partageons
à ce sujet l'opinion du médecin de la Pitié. A la suite
de cette anémie viennent, comme symptômes lui appartenant, la faiblesse générale, l'amaigrissement,
les appétits bizarres, la gastralgie, l'entéralgie, les
digestions difficiles, la constipation, très-rarement la
diarrhée.

Du côté de l'appareil circulatoire, les troubles de
l'anémie sont aussi très-caractérisés, des palpitations
de cœur, le bruit de souffle aux carotides, aux jugu-
laires. Il n'existe jamais de fièvre, et le pouls conserve
son rhythme normal s'il n'y a pas de complications.

Les organes respiratoires ne sont pas influencés,
et, s'il a été permis de remarquer la facilité de tuber-
culisation chez les femmes atteintes d'engorgement,
il faut voir là de pures coïncidences. Les tubercules

se développent chez celles-ci beaucoup plus rapidement ; la faiblesse générale n'a jamais été une cause d'arrêt de croissance de ces productions morbifiques.

Lisfranc, et avec lui tous ceux qui se sont occupés de maladies utérines, ont été frappés de la diversité des troubles nerveux qui accompagnent et font quelquefois soupçonner les engorgements de l'utérus, du col, ou une autre affection de cet organe. On observe souvent des céphalalgies persistantes et rebelles, des migraines, des vertiges, des tintements d'oreille, des douleurs pulsatives (battements) dans diverses parties du corps. On rencontre des névralgies diverses, des sciatiques, de véritables névralgies lombo-abdominales. Les douleurs de reins, dit Lisfranc, sont presque un signe certain d'engorgement ou d'ulcère du col. Ces douleurs siègent plutôt dans la région lombo-sacrée et sont dues plutôt à la compression mécanique des nerfs de cette région ou à leur tiraillement, qu'à un phénomène sympathique ; leur place serait donc plutôt parmi les symptômes locaux. Enfin, l'hystérie trouve souvent sa cause dans l'engorgement du col. A propos du diagnostic différentiel, Lisfranc [1] cite plusieurs observations de chorée, d'épilepsie, d'aliénation mentale, de paraplégie dépendant d'un engorgement utérin.

Nous croyons certainement que la grossesse, en tant qu'état physiologique, est en grande partie la source des aberrations de goût, de sensibilité, d'in-

[1] Lisfranc, *loc. cit.*

telligence même , qui sont signalées à chaque page dans les traités d'accouchement. Nous n'hésitons pourtant pas à concéder une petite part de causalité à l'engorgement hypertrophique dont elle est inévitablement accompagnée.

Un symptôme, ou mieux un caractère bien fréquent des engorgements du col, c'est la disproportion qui existe entre la gravité des lésions et l'intensité des symptômes locaux et généraux. Nous donnons depuis long-temps nos soins, sous les ordres de M. le professeur Courty, à une pauvre dame atteinte d'un cancer du col malheureusement trop confirmé. Des hémorrhagies fréquentes ont amené une cachexie cancéreuse des plus manifestes, avec faiblesse générale , coloration caractéristique, etc. La lèvre antérieure du col , moins atteinte que la postérieure, considérablement engorgée, est venue se loger au-dessous du pubis et permet à peine l'introduction de l'extrémité du spéculum ; un ulcère cancéreux creuse profondément toute la lèvre postérieure et probablement une partie de la paroi correspondante de l'utérus. Avec cela, Mme. X. souffre, dit-elle, quelques légères douleurs lancinantes au bas-ventre, la matrice lui pèse quelquefois, la marche lui donne des douleurs de reins très-tolérables , et tout autant de symptômes toujours peu prononcés et qui ne captivent pas sa volonté. Elle s'illusionne assez pour espérer guérir à la belle saison , elle suppose que les hémorrhagies désastreuses qui reparaissent de temps à autre suppléent à ses époques menstruelles ; elle n'est ni trop maigre ni trop décolorée, serait presque contente de son sort, n'étaient les *précautions* qu'elle est obligée de prendre pour ne pas tomber gravement malade.

Voilà certes un engorgement du col dépendant d'une altération organique fatalement mortelle, assez heureusement toléré. A côté de ce fait, si l'on se rappelle tous les détails impossibles à consigner dans une observation, mais dont le souvenir nous frappe encore, si l'on se rappelle toutes les souffrances qu'a éprouvées Mme. F... (observ. III), on ne sera plus étonné de la remarque dont nous ne réclamons certainement pas la priorité.

SYMPTÔMES LOCAUX.

La douleur, les diverses modifications de forme, de volume, d'aspect, de consistance, etc., du col, et les désordres organiques ou fonctionnels des organes voisins, constituent les symptômes locaux de la maladie qui nous occupe.

Douleur. — La douleur, produite par les engorgements du col, est peu souvent localisée. Très-rarement le col est sensible au toucher, à la pression, et si la femme éprouve une sensation désagréable, elle est plutôt due au mouvement de totalité imprimé à l'organe qu'à l'impulsion digitale. La douleur est plutôt caractérisée par un sentiment de pesanteur au bas-ventre , accru par la marche, surtout si elle s'exécute sur un terrain inégal, si on monte et plus encore si on descend des escaliers. La station assise est pénible , insupportable quelquefois. Les sensations de tiraillement dans l'aine et le flanc gauche ne sont pas rares. « Ce n'est pas , comme le veulent certains auteurs , que l'ovaire participe le plus souvent aux maladies de ce côté du col ; mais , par suite de l'inclinaison naturelle de la matrice du côté droit , les ligaments gauches sont naturellement plus tiraillés , pour peu que l'inclinaison s'exagère [1]. »

Les douleurs sourdes du bas-ventre prennent quelquefois un caractère d'acuité avant et après l'écoulement menstruel et exigent l'intervention de l'art.

Aux douleurs abdominales il faut ajouter les douleurs qui s'observent parfois à la partie interne des cuisses. La marche , les courses à pied , à cheval , en voiture , l'époque menstruelle, les réveillent plus intenses , et démontrent leur dépendance d'un état morbide de l'utérus.

Modifications de forme , de volume , etc. — Les modifications de forme , de volume , de consistance, etc., du col, nous sont fournies par le toucher et le spéculum.

On pratique diverses espèces de toucher : le toucher abdominal, le toucher vaginal et le toucher rectal.

Le toucher *abdominal,* ou palpation, peut fournir

[1] M. Courty, Leçons orales

des notions sur le volume de la matrice et même du col, sur la position de la première et par suite du second. Par le toucher abdominal, on détermine l'intensité de la douleur, son siège, ses irradiations ; on découvre les tumeurs dont peuvent être compliqués les engorgements, leur consistance, leur volume, leur mobilité, tout autant de choses utiles, sinon indispensables, au diagnostic et surtout au pronostic.

Le toucher *vaginal*, évidemment le meilleur, celui auquel il faut en venir quand cela est possible, nous donne avec plus de précision le volume du col, sa forme, sa consistance, sa position, son degré de sensibilité ; il nous rend témoins des complications fréquentes de l'engorgement, ulcères, granulations, polypes, etc. Par le toucher vaginal, enfin, il est facile de diagnostiquer les altérations siégeant sur le vagin et les divers sillons qu'il forme entre la vessie et l'utérus, le rectum et ce dernier organe.

Le *toucher rectal*, que l'on ne peut et ne doit pratiquer que sur les jeunes enfants (ce qui arrive très-rarement), fournit des indications peu précises. Il est aussi insuffisant que le toucher abdominal, praticable à tous les âges.

Spéculum. — La vue nous fournit des indices d'autant plus précieux que ce sens est supérieur au tact. Avec le spéculum, on mesure le volume du col, on apprécie sa consistance sur laquelle on a fondé les classifications, on voit les altérations dont il est le

siège , son inclinaison en divers sens; on connaît
l'origine précise de l'écoulement qui paraît à la vulve,
on détermine la couleur, la consistance, la quantité,
la qualité presque de celui-ci. Enfin, avec le spéculum , on voit l'origine du col , son degré d'ouverture ;
on explore l'intérieur de cet organe , sa coloration,
l'état de sa muqueuse et même de son tissu. Le spéculum facilite l'introduction de la sonde utérine dont
l'utilité n'a pas besoin d'être démontrée ; il nous
permet enfin d'examiner attentivement toute la surface
vaginale.

Par le toucher et le spéculum, nous arrivons donc
à connaître le volume du col , sa forme, sa consistance, la couleur de la muqueuse , celle du vagin ,
les diverses altérations dont il est le siège , sa calori-
ricité , sa sensibilité , la couleur de l'écoulement, son
siège, sa nature, enfin les complications qui peuvent
surgir et différer à chaque pas dans la pratique : tout
autant de symptômes qui varient suivant les cas et
l'époque même à laquelle on pratique ces divers
moyens d'investigation.

Peut-on établir, avec cette grande diversité et
cette mobilité de symptômes , une classification symp-
tomatologique , et distinguer les engorgements en
durs, squirrheux , fongueux , saignants , rouges ,
pâles, etc.? Une division, pour être bonne, doit
reposer sur des bases fixes et inébranlables. La nature
seule, le fond de la maladie, s'il était bien connu,

remplirait ces conditions ; mais, comme nous l'avons déjà dit, l'engorgement du col n'est qu'un symptôme émancipé d'une affection utérine dont il perd tous les caractères s'il n'est pas soumis à une diathèse, et nous avons déjà signalé la diathèse scrofuleuse comme ayant la prépondérance sur les diathèses syphilitique, herpétique et scorbutique que l'on rencontre quelquefois.

Nous ne verrons donc dans les engorgements simples du col que des formes diverses, des degrés différents, exigeant à peu près les mêmes médications modifiées en durée et en intensité.

Influence sur les organes voisins. — Le col engorgé agit mécaniquement ou sympathiquement sur les organes voisins : vessie, rectum, vagin, vulve.

La vessie, comprimée par le col contre l'arcade pubienne, ne peut s'emplir de liquide : de là, les envies fréquentes d'uriner devenant parfois intolérables, l'ischurie et la dysurie ; en outre, le frottement continuel d'un corps dur, résistant, peut amener des cystites chroniques, avec tous les symptômes qui lui appartiennent.

La muqueuse *rectale* devient parfois le siège d'une inflammation aiguë ou chronique ; de là du ténesme, de la constipation, des écoulements sanieux, etc. ; enfin, la circulation veineuse étant rendue difficile par la compression du rectum contre l'os sacré, les paquets hémorrhoïdaux ne tardent pas à se montrer.

Le vagin est rarement victime des engorgements du col, et s'il survient des vaginites, elles ne peuvent guère être attribuées qu'à l'irritation produite par l'écoulement utérin.

Très-souvent, à la suite de la maladie dont nous parlons, la vulve est le siège d'un prurit désagréable que peu de malades accusent ; quelquefois, purement sympathique, il est souvent déterminé par une éruption herpétique.

Siège.

Nous avons fortement été surpris de trouver dans la plupart des auteurs que la lèvre postérieure était plus souvent engorgée que l'antérieure.

Jusqu'à ce jour, nous avons fait la remarque contraire. N'osant pourtant pas nous fier à notre jeune expérience, nous avons consulté ceux qu'une longue pratique en ville et dans les hôpitaux a pu édifier, et leur opinion a singulièrement raffermi la nôtre.

La lèvre antérieure est toujours engorgée, à de rares exceptions près. On pourrait dire que l'engorgement a pour la lèvre antérieure la même prédilection que l'ulcère donne à la lèvre postérieure. Le siège de cette lésion nous explique la plus grande fréquence des antéversions, qui toutefois peuvent précéder l'engorgement et déterminer la localisation de celui-ci. Quelquefois la lèvre antérieure est tellement volumineuse qu'il est impossible de découvrir l'orifice du museau de tanche.

C'est dans ces cas que l'application du spéculum, d'après une méthode indiquée par M. Aran et imitée par M. Courty, fournit des résultats excellents. La femme étant couchée sur le bord d'un lit, meuble ou canapé, fléchit les jambes sur les cuisses et celles-ci sur le ventre, en rapprochant les membres inférieurs l'un de l'autre. Les parties sexuelles étant découvertes, le spéculum enfoncé obliquement de haut en bas et d'avant en arrière, saisit presque inévitablement le col en entier et met à découvert l'orifice utérin.

Quand la lèvre postérieure est exceptionnellement engorgée tandis que l'antérieure est à l'état normal, il est facile de se méprendre et de laisser inaperçue une maladie dont les symptômes rationnels vous font soupçonner l'existence.

La précipitation nuit toujours dans un examen qu'on ne peut souvent répéter sans indiscrétion. N'oublions donc jamais que le spéculum ne doit être retiré qu'après inspection complète de toute la surface du col et du vagin. On a proposé, pour arriver droit à la lèvre postérieure, dans le cas d'engorgement de celle-ci, de faire accroupir les malades sur les genoux et sur les coudes, le dos regardant le ciel et la face tournée vers la terre ; heureux le médecin dont l'influence morale ne sera point entravée par les convenances et qui saura tout obtenir sans avoir l'air de demander ! Nous préférons sauvegarder la réputation de la science et arriver à notre but par un plus long chemin en suivant la route ordinaire. La méthode est pourtant excellente.

Diagnostic.

Le diagnostic de l'engorgement du col ne sera difficile qu'autant que des symptômes généraux bien vagues nous seront seuls avérés. Dès que nos soupçons seront fixés sur l'utérus, le spéculum et le toucher dicteront presque sûrement le diagnostic.

L'anémie, la chlorose, chez une femme mariée, devront nous rendre méfiants. Les divers troubles généraux mentionnés plus haut attireront notre attention, et quoique les malades dominées par l'idée qu'elles sont affectées de l'estomac, des reins, des intestins, etc., répondent peu ou point aux questions qu'on leur fait sur l'état des organes sexuels, le médecin, tout en les laissant croire à leur maladie, ne doit pas craindre de revenir à des questions parfois fatigantes pour les malades, qui finissent le plus souvent par avouer une faiblesse des reins, quelques pertes blanches, etc. [1]

Vu au fond du spéculum, l'engorgement du col est-il simple ou compliqué d'une altération organique? Si la muqueuse est saine, on pourrait encore la confondre avec le squirrhe, l'hypertrophie folliculaire du

---

[1] Lisfranc, *loc. cit.*

docteur Martin et les kystes folliculaires de M. Huguier. Si la muqueuse est altérée, le tissu propre du
col ramolli, saignant, s'il s'écoule des liquides, on
peut bien soupçonner un cancroïde du col ou de
l'utérus.

Dans le premier cas, le squirrhe se distinguera de
l'engorgement simple, par la dureté, la résistance,
l'irrégularité des bosselures ; l'utérus sera généralement peu mobile, surtout s'il prend part à l'altération.
Les douleurs vives, lancinantes, qui s'y manifestent,
ne seront accrues ni par la marche, ni par le toucher.
La menstruation sera le plus souvent augmentée ; l'a-
némie, si elle existe, prendra les caractères de la
cachexie cancéreuse ; enfin, la marche progressive de
la maladie et l'hérédité nous seront d'un grand secours.

Les kystes de M. Huguier offrent le caractère distinctif de la fluctuation. L'hypertrophie folliculaire est
moins dure que le squirrhe, dont il présente les iné-
galités qui n'existent pas habituellement dans l'engorgement simple. Sa transformation en kystes amène
d'ailleurs le caractère distinctif de ceux-ci et ne permet
plus d'erreurs.

Dans le second cas, l'âge critique, l'hérédité, les
hémorrhagies abondantes, la douleur caractéristique,
les anfractuosités et la profondeur des ulcères dès leur
apparition, l'écoulement d'*ichor*, l'impuissance d'un
traitement, nous édifieraient assez sur la nature de la

maladie, si le microscope ne venait nous prêter un puissant secours.

Marche et Pronostic.

L'engorgement chronique du col marche lentement avec des périodes d'arrêt, quelquefois de décroissance, jamais ou très-rarement de disparition complète si un traitement rationnel ne vient aider les efforts de la nature. Arrivé à un point de développement qui n'est le même pour aucun sujet, il devient la cause occasionnelle d'ulcères, de granulations, d'altérations quelconques, qui, par l'acuité de leurs symptômes ou les troubles qu'elles causent, appellent les secours de l'art.

Le pronostic d'un engorgement du col est toujours grave. Mais il y a deux degrés de gravité : la gravité absolue, dont la mort est la conséquence ; la gravité relative, caractérisée surtout par la ténacité de la maladie.

La mort n'est, à proprement parler, jamais la suite immédiate de l'engorgement du col ; et si plusieurs cas confirmant l'opinion contraire se sont présentés à M. Bennett, nous croyons pouvoir l'expliquer d'une autre manière. Sous l'influence du trouble de la santé générale, l'impressionnabilité morbide est plus grande et le sujet offre beaucoup moins de résistance à l'affection intermittente. L'engorgement du col n'est donc pas cause immédiate de mort, mais il prépare les voies.

Quant à la ténacité de la maladie, elle dépend des causes qui l'ont engendrée, de sa plus ou moins longue durée, de l'âge des malades, de leur constitution, de leur tempérament, des conditions hygiéniques qui les entourent, et, par-dessus tout, de la nature de la maladie et des diathèses, si diathèses il y a, qui mettent obstacle à la guérison.

Nous ne nous expliquons pas bien les guérisons spontanées survenant à l'âge critique. Comment se figurer, en effet, qu'une viciation dans la vitalité de l'organe puisse se corriger à une époque où cesse la vie fonctionnelle de cet organe? Cette période de la vie, tant redoutée, peut-être à juste titre, et par les médecins et par le vulgaire, deviendrait le terme des douleurs et des infirmités, et le mot *critique,* perdant sa désignation fâcheuse, serait pour les gens du monde ce qu'il est pour le praticien. Pourtant il existe, dit-on, des faits et des faits assez nombreux de disparition spontanée [1]. Cette assertion mérite au moins de fixer l'attention des médecins.

Traitement.

Traiter une maladie, c'est chercher à délivrer l'économie d'une modification quelconque surgie en elle-même ou forcément acceptée par elle.

[1] Becquerel, *loc. cit.*

Détruire cette maladie dans sa nature, éloigner les causes qui en ont déterminé la formation, supprimer les symptômes par lesquels elle se manifeste, tel doit être, ce nous semble, le but d'un traitement rationnel.

La guérison de la nature et des causes d'une maladie exige souvent un traitement général; la disparition des symptômes réclame à son tour une bonne part du traitement local dans les affections utérines.

Traitement général. — La nature de l'engorgement est bien difficile à déterminer quand celui-ci est passé à l'état chronique; et, s'il est un fond morbide à attaquer, c'est la diathèse qui lui a donné un caractère propre et indélébile. La diathèse scrofuleuse, avons-nous dit, préside au développement des engorgements plus que les diathèses syphilitique, scorbutique et herpétique; c'est donc à elle qu'il faudra adresser le plus souvent les moyens thérapeutiques.

L'iodure de potassium, l'iode, le mercure et leurs diverses préparations s'adressent à la fois aux diverses diathèses ci-dessus nommées, et semblent suppléer à l'inexactitude du diagnostic.

L'anémie étant la complication générale la plus fréquente et la plus grave, c'est aussi vers elle que se dirige l'attention du médecin. Le fer, en nature ou en combinaison avec divers agents chimiques, les toniques, les amers, et surtout les amers francs (quinquina, rhubarbe, *quassia amara*, etc.) modifieront avantageusement l'économie entière, et pourvu que leur emploi soit surveillé, ils ne produiront pas sur la matrice les congestions sanguines dangereuses que leur attribuait Lisfranc.

Les dragées à l'iodure de fer, de Gilles, réunissant dans une préparation agréable les propriétés de l'iode et de fer, nous ont paru d'une grande utilité. Elles offrent, en outre, l'immense avantage de pouvoir s'accommoder aux divers degrés de traitement, suivant les personnes, le temps et les idiosyncrasies.

Tout le monde reconnaît l'importance du régime et de l'hygiène dans la cure des maladies chroniques. L'engorgement du col étant accompagné de faiblesse, de débilitation générale, il est inutile de dicter le régime à suivre. La diathèse scrofuleuse les tenant sous sa dépendance, ce ne sera certainement pas aux farineux qu'on s'adressera pour atténuer son influence.

Nous ne rappellerons pas ici les lois de l'hygiène applicables à toutes les maladies chroniques. S'il est vrai que l'habitation et les habitudes influent sur le développement des engorgements du col, la malade évitera les lieux bas et humides, et fera violence à ses goûts et à ses inclinations.

Hydrothérapie. — L'hydrothérapie, employée depuis quelques années seulement au traitement des maladies utérines, réunit à l'action locale de certains modes d'administration une action générale propre à reconstituer l'économie.

Cette médication diffère, et dans le mode d'administration, et dans la composition de l'eau, et dans sa température.

L'eau pure est donnée en bains, douches ou irrigations ; il y a, enfin, une opération appelée *enveloppement dans un drap mouillé*, qui a rendu maintes fois d'éminents services : elle s'adresse à l'état général.

M. Fleury donne, dans son *Traité d'hydrothérapie*, des documents précieux sur les effets heureux des bains et des douches dans les engorgements du col utérin. Il arrive à des conclusions vraies que nous sommes loin de rejeter, et dont la confirmation nous a été démontrée par des faits. Les bains de siège froids, au lieu de déterminer des fluxions et des congestions fâcheuses, comme le craignait Lisfranc, donnent de la tonicité aux ligaments suspenseurs de l'utérus, contribuent par là au redressement de l'organe, et modifient certainement la vitalité de celui-ci par la réaction dont ils sont suivis.

Les douches froides générales ou locales ont surtout occupé M. Fleury, et lui ont fourni les plus beaux résultats. Nous sommes heureux d'ajouter aux observations de cet auteur celles que tout le monde a pu suivre dernièrement, au Dépôt de police de Montpellier, dans le service de M. le professeur Courty. Les salles renfermaient un nombre assez considérable d'engorgements de l'utérus ou du col, qui résistaient depuis quelque temps à des médications appropriées.

Des douches froides furent prescrites à un certain nombre de malades. Chose remarquable! celles qui eurent le bonheur d'être soumises à ce mode de médication hydrothérapique, sortirent de l'hôpital dans moins de quinze jours. Cette prompte guérison frappa tellement tous ceux qui en furent témoins, que nous avons vu des femmes demander en grâce des douches à M. Courty, et en réclamer instamment l'administration à l'interne de service.

Ces douches ont avantageusement remplacé les irrigations continues, de 4 ou 5 heures de durée, proposées par Alibert. Une douche de quelques minutes seulement n'amène pas les inconvénients d'une trop grande réaction, et son administration n'est pas très-désagréable.

Nous ne parlerons des bains généraux chauds ou tièdes que pour en faire mention. Utiles quand il faut calmer les douleurs par trop vives ou tempérer une exaltation nerveuse; trop souvent répétés, ils affaiblissent les malades et congestionnent l'organe, surtout si l'on élève la température.

Les bains de siège tièdes ou presque froids, rendus émollients et narcotiques par les décoctions de mauve, de belladone et de jusquiame, ont une action plus localisée. Ils calment la douleur sans affaiblir la malade, surtout s'ils peuvent être tolérés presque frais.

Les douches, les irrigations, les bains de siège ont sans doute une action localisée; mais, outre qu'ils constituent une partie importante de la médication hydrothérapique, il pourrait être soutenu que leur action doit se faire sentir sur toute l'économie.

Les eaux minérales prises à l'intérieur ou à l'extérieur constituent un mode de médication générale, adressé surtout à la diathèse qui domine la maladie. Les eaux sulfureuses conviennent spécialement à la diathèse herpétique : parmi celles de nos pays, on peut citer Saint-Sauveur, Luchon, Cauterets et la plupart des sources Pyrénéennes. Les eaux sulfurées et chlorurées sodiques modifient la diathèse scrofuleuse. Balaruc serait une bonne station thermale, si la température de ses eaux n'était pas trop élevée. Les eaux bicarbonatées sodiques et les eaux ferrugineuses refont les constitutions débilitées; Vichy, Bagnères-de-Bigorre, Plombières, sont les bains les plus réputés. A part l'action spécifique des eaux minérales, tout le monde accorde une part au régime et à l'hygiène que l'on suit dans les établissements thermaux.

Les *bains de mer* forment un genre spécial dans la médication hydrothérapique. S'il est vrai de dire, avec M. Gaudet [1], « qu'il ne faut jamais oublier que les bains de mer, dans les lésions du tissu de l'utérus, sont d'une application délicate et exigent toujours les plus grandes précautions », nous ne saurions laisser ignorer les avantages qu'en ont retirés sous nos yeux, et

[1] Gaudet, Recherches sur l'usage des bains de mer.

par les conseils de nos maîtres , les malades qui y ont
été soumises. Ils agissent à la fois et par leur température et par leur composition chimique. Par leur température toujours peu élevée , ils remplacent les im-
mersions dans l'eau froide , les irrigations ; par leur
composition chimique , ils ne le cèdent en rien aux
eaux chlorurées sodiques qui combattent si efficace-
ment les scrofules.

Médication anti-spasmodique ou anti-hystérique. —
Nous avons vu que le système nerveux était fortement
exalté dans les cas d'engorgement du col. Les phénomènes hystériques seront modifiés par les anti-spas-
modiques généraux , et l'on retirera un grand avantage
de la combinaison de ceux-ci avec les anti-hystériques,
valériane , castoréum , etc. Les névralgies spéciales ,
parfois plus tenaces , d'une acuité plus grande , récla-
ment des moyens locaux plus énergiques. On verra
plus loin , dans l'observation de Mme M..., quels avantages on a retirés des préparations d'atropine injectées
d'après la méthode hypodermique, récemment innovée
à Montpellier.

Tout en combattant les complications diathésiques
et les phénomènes généraux qui suivent ou précèdent
les engorgements du col , il ne faut pas négliger les
moyens appropriés à l'éloignement des causes.

Les menstrues ne reparaîtront ou ne reprendront
leur régularité qu'après la guérison complète de la
maladie. Les divers moyens propres à les rétablir

n'aboutiront donc que lorsque l'engorgement sera bien modifié, et les emménagogues de toute nature ne seront que des adjuvants secondaires dont l'emploi sera toujours modéré et retardé; car il ne faudrait pas trouver une cause d'engorgement là où l'on chercherait un remède à celui-ci.

Le coït sera formellement interdit, et le médecin ne craindra pas de répéter sa défense au mari dont les importunités seraient funestes. Pourtant il est des tempéraments, des idiosyncrasies dont il faut savoir respecter les désirs. Le praticien n'oubliera jamais que l'abus seul a été le plus souvent la cause de l'engorgement.

Une nouvelle grossesse ajouterait inévitablement à la maladie qui aurait son origine dans une série des précédentes. En pareille circonstance, le médecin n'a d'autres titres que celui de conseiller prudent et éclairé. Il redoublera d'instance, si, malgré toutes les précautions prises, la malade avait déjà plusieurs fois avorté.

Les états pathologiques de l'utérus, du vagin, du rectum et des autres organes voisins, seront combattus par des moyens appropriés.

Les souffrances causées par la marche, les courses à cheval ou en voiture, la danse, etc., parleront heureusement plus haut que le médecin; mais celui-ci indiquera le genre et le mode de repos.

Le séjour au lit, dit Lisfranc, produit du côté des

organes génitaux des congestions qu'il faut bien éviter.
Le repos sur un canapé, une chaise longue ou tout
autre meuble sera donc préféré. De courtes promenades à pied sont un puissant moyen de distraction,
facile à exécuter et dont la santé générale est fortement influencée. La station assise, d'ailleurs mal
tolérée, détermine, plutôt qu'elle ne dissipe, les engorgements du col par la stase forcée du sang et des
autres liquides dans cet organe. La marche est utile,
nécessaire même quelquefois pour faciliter l'écoulement des menstrues ; le repos absolu, aidé des anti-
hémorrhagiques, vient à bout des pertes sanguines trop
abondantes.

Traitement local. — Les causes d'engorgement du
col étant supprimées, il ne reste plus à combattre
que l'engorgement lui-même et les complications locales
qui peuvent entraver la marche de la guérison.

Les diverses médications locales peuvent se réduire
aux suivantes : médication révulsive, dérivative, astringente, résolutive, caustique ou substitutive.

Les saignées générales, peu copieuses et souvent
répétées, vantées par Lisfranc et remises en honneur
par Nonat, ne seront utiles que dans des cas bien
limités, lorsque la constitution de la malade le per-
mettra, et que l'état pléthorique fournira une indication
formelle de déplétion.

N'oublions jamais que l'anémie est un des symptômes prédominants de l'engorgement du col, et que

l'exaltation du système nerveux qui en est une conséquence, cède difficilement à la thérapeutique quand le temps ou les circonstances lui ont permis de prendre demeure

Nous ne comprenons pas l'abus que Lisfranc a dû faire des saignées, quand nous lisons dans ses cliniques que la première indication à remplir est de fortifier les malades et de relever leur constitution affaiblie.

La médication dérivative comprend les saignées locales, les purgatifs et les exutoires.

Les saignées locales, pratiquées sur le col, l'hypogastre, les aines, le périnée, la vulve, sont rarement de mise dans les engorgements du col. Si, toutefois, la chronicité est bien établie, et qu'il y ait lieu à déplétion, les sangsues sur le col seront utiles.

Nous ne serons pas aussi sévères pour les purgatifs, pourvu qu'on se borne à la classe des laxatifs ou des purgatifs doux, salins ou huileux. Les drastiques purgent avec douleur et déterminent une fluxion congestive de l'organe déjà atteint. Les purgations modérées, au contraire, dégagent l'organe malade; par une douce dérivation, ils débarrassent l'économie entière de toute complication humorale, et entretiennent l'intestin dans une liberté d'autant plus bienfaisante, que la constipation, avons-nous vu, est une mauvaise condition inhérente à l'engorgement du col.

Il serait hors de propos d'accepter les exutoires comme méthode exclusive de traitement. Les sétons, les vésicatoires, les cautères à l'hypogastre sont des adjuvants utiles, sinon nécessaires, dans les engorgements du col. Mais quand la chronicité de la maladie est bien établie, nous n'hésitons pas à rapprocher davantage le lieu où doit s'opérer la dérivation.

L'application de vésicatoires sur le col, conseillée par M. Aran, appuyée par Robert Johns, dont les idées ont été publiées par un journal anglais, et traduites dans le journal de médecine de Bordeaux (1857), nous l'avons vue employée avec succès au Dépôt de police de Montpellier. Il reste dans notre mémoire le souvenir d'une femme portant un engorgement chronique du col avec un écoulement utérin très-abondant. Pendant long-temps, elle n'accepta d'autre médication que des injections astringentes et quelques rares applications de rondelles mercurielles. Vaincue par la persistance du mal, et persuadée que son entêtement retardait le jour de sa sortie, elle toléra l'application d'un vésicatoire sur le col. Le peu de douleur qu'elle ressentit et le désir de la guérison prochaine qu'on lui fit espérer, l'engagèrent à accepter huit autres applications. Dès la première opération, l'écoulement avait été singulièrement modifié dans sa quantité et sa qualité, et l'engorgement ne resta pas en arrière. Un mois environ fut employé à cette médication; des injections astringentes étaient pratiquées après la chute du vésicatoire, quelques douches (4 ou 5 au plus) vinrent activer la guérison. Cet exemple n'est pas le seul que nous pouvons citer. Nous trouvons dans les notes prises par nous à cette époque un certain nombre de faits présentant de l'analogie avec le précédent.

Nous n'accordons pas la même confiance aux cautères potentiels appliqués directement sur l'organe. Sans parler de la difficulté d'application qui trouvera sa place lorsqu'il s'agira des caustiques, il nous semble que l'action du cautère est trop lente, peu étendue, trop localisée, s'il est permis de parler ainsi.

La médication *astringente*, dirigée contre l'engorgement chronique du col, suffit quelquefois elle seule à la cure de la maladie. Par la constriction qu'il exerce sur les tissus, le corps astringent resserre les vaisseaux capillaires, accélère la circulation, et détermine par là une plus grande activité organique, d'où résulte une tendance au retour de l'état normal. Les astringents réussissent surtout dans les cas de complications ulcéreuses ou granuleuses; ils modifient puissamment leur surface, leur sécrétion, et poussent fortement à la cicatrisation.

La médication astringente peut être graduée, et par la qualité du médicament employé, et par le mode d'application du topique.

Ces divers modes d'application se résument dans les trois suivants : 1° injections astringentes; 2° attou-

- 52 -

chement avec une dissolution plus ou moins concentrée de substances astringentes ; 5° application de
crayons astringents solides.

Les injections astringentes sont faites avec des décoctions ou des solutions étendues de médicaments astringents. Les plus employés sont les décoctions de roses
de Provins, de feuilles de noyer, d'écorce de chêne,
des tiges et des feuilles de thym, de sauge, de romarin
et d'autres labiées, les solutions de sulfate de zinc,
de fer, de cuivre, d'acétate de plomb, d'alun, etc.,
à la dose de 10 ou 15 gram. du sel pour 1,000 gram.
d'eau. Une solution étendue (4/000) de nitrate d'argent est considérée comme astringente par certains
praticiens. Il est évident que ces diverses préparations
salines ajoutent à leur action astringente une légère
causticité, qui, toute légère qu'elle est, n'en con-
tribue pas moins à la modification des ulcères, granulations ou fongosités du col.

L'action que peuvent produire les attouchements
avec une substance astringente est proportionnée à la
composition chimique de cette substance et à son
degré de concentration.

Les matières dissoutes sont du règne organique ou
du règne inorganique.

Les effets de la solution tannique la plus concentrée possible ne sont pas douteux ; l'expérience a
hautement parlé en sa faveur.

M. Delpeuch s'est très-bien trouvé du collodium

dans les engorgements et les ulcères du col. Voici les
conclusions auxquelles il arrive après avoir employé
ce remède suivant la méthode de M. Aran :

« Le collodium produit : 1° un refroidissement
subit ; 2° resserre les tissus et produit une compression ; 3° met les ulcères à l'abri du contact de l'air et
des liquides sécrétés [1]. »

Le refroidissement subit causé par l'évaporation de
l'éther pourrait bien ne pas être un simple phénomène et contribuer pour sa part au dégorgement de
l'organe. Si ce n'étaient les inconvénients de l'application de la glace sur le col, proposée par Arnold contre
la douleur et les hémorrhagies cancéreuses, nous en
conseillerions l'emploi dans les engorgements du col.
Mais les inconvénients étant bien plus grands que les
avantages, nous nous garderons de faire des essais
dangereux.

Parmi les solutions minérales les plus employées,
on compte les suivantes : les sulfates de cuivre, de
zinc, l'acétate de plomb, et celle enfin que nous avons
vu expérimenter, la solution de peroxichlorure de fer
de M. le professeur Béchamp [2].

Le meilleur mode d'application de ces substances
est sans contredit l'application avec un pinceau avec
lequel on touche le col. Les boules de charpie imbi-

[1] Bulletin thérapeutique, 1856.
[2] Montpellier médical, 1858.

bées de solution astringente, que l'on emploie encore
trop souvent, entretiennent, si elles n'augmentent
pas, la congestion vers l'organe malade. Il est d'observation qu'elles augmentent souvent l'écoulement
utérin préexistant, ou en déterminent l'apparition.
Par l'irritation qu'elles exercent sur le vagin, elles
donnent quelquefois naissance à une vaginite ou à la
leucorrhée. Je ne parlerai pas des désordres que peut
amener dans ces parties l'oubli d'une petite quantité
de tampon, oubli bien facile si le pansement est fait
à la légère, s'il n'est pas souvent renouvelé; quelquefois même on ne découvre pas avec le spéculum
une mèche de charpie qui s'est logée dans un repli du
vagin.

Les applications avec le pinceau, en évitant cet
inconvénient, en présentent d'autres. Le topique se
répand sur le vagin autant et plus que sur le col, et
son action, moindre sur l'organe malade, peut être
fâcheuse sur le vagin pour peu qu'il ait de propriétés
caustiques.

Ce sont là des inconvénients que n'a pas la solution
de M. Béchamp. Son instantanéité d'action supplée à
sa liquidité, et son manque de causticité permet au
vagin d'être humecté sans que la moindre douleur et,
à plus forte raison, le moindre désordre s'ensuivent.

La couche noirâtre de fer que l'on trouve sur le
col, surtout à l'orifice du museau de tanche, prouve
la localisation de son action, et la coloration normale

du vagin et l'absence de douleur démontrent l'innocuité du médicament.

Imaginés par MM. Rodier et Becquerel, expérimentés par ce dernier à l'hôpital de Lourcine, les crayons au sulfate de cuivre, de zinc, de fer, etc., semblent n'avoir pas fourni des avantages assez considérables pour exciter l'enthousiasme des inventeurs eux-mêmes. Dans tous les cas, ils ne pourront se disculper du reproche adressé aux tampons de charpie ou de coton, destinés à maintenir en place les autres médicaments, d'autant plus qu'il y a introduction et fixation du crayon dans le canal utérin.

La médication résolutive a pour but de dégorger l'organe par une action spéciale du médicament. Les pommades mercurielles jouissent au plus haut point de cette propriété résolutive. Leur action, il faut le dire, est souvent insuffisante; mais elles sont un adjuvant auquel on peut avoir recours. Nous ne sommes pas éloignés de croire à la vertu spécifique de ces pommades dans les engorgements syphilitiques, surtout s'ils sont compliqués d'ulcères de même nature.

Le docteur Churchill semble s'être bien trouvé d'une solution iodée caustique, avec laquelle il barbouille le col une ou deux fois par semaine. Deux mois suffisent, dit-il, pour obtenir la guérison [1]. Nous

[1] Gaz. des hôpitaux, 25 juillet 1854.

FORMULE
{ Iode.................. 30 grammes.
Iodure de potassium.....
Eau distillée........... ââ 60 grammes.
Esprit de vin.......... }

ne l'avons jamais vu expérimenter; mais s'il est permis
de raisonner par analogie, nous ne verrons rien d'é-
tonnant dans ces succès, vu la *causticité* de la solution
et les propriétés résolutives de l'iode.

Le docteur Faure voit, avec raison ce nous semble,
une action résolutive dans les injections froides [1].

M. Boulay entre dans les mêmes idées et parle
avantageusement des douches locales dans les engorgements du col [2]. A quoi l'eau doit-elle son action ? Est-ce
à la température ; est-ce à la compression déterminée
par la force du jet ; est-ce à la réaction qui se déve-
loppe sur l'organe malade? Ces questions peuvent être
résolues dans un travail spécial, et chacune de ces conditions aurait certainement sa part dans la cure des
engorgements.

Sans doute, nombre d'observations ont été publiées
tendant à faire délaisser les injections. Dans les premiers mois de 1857, l'Académie de médecine consacra
plusieurs séances à la discussion de la nocuité ou de
l'innocuité des injections vaginales, des douches sur le
col et, à plus forte raison, des injections intra-utérines.
MM. Giraud-Teulon, Guillier et autres envoyèrent des
observations de péritonite survenue après des injections vaginales [3]. Pourtant, il faut avouer que les cas
sont tellement rares malgré l'usage presque abusif des

[1] Gaz. médicale, 1853, p. 628.
[2] Gaz. médicale, 1855, p. 503.
[3] Gaz. médicale, 17 janvier et 28 mars 1857.

injections, qu'il est permis de douter de ce grave danger, surtout dans les injections vaginales [1]. Les expériences nombreuses de M. Vidal encouragent les praticiens à oser tenter les injections utérines. Nous en avons vu faire un assez bon nombre (elles n'étaient pas dirigées contre des engorgements du col), jamais il ne s'est produit le moindre accident; mais il est bon de pratiquer lentement l'opération et de surveiller attentivement les malades.

Médication caustique ou substitutive. — Afin d'éviter les répétitions, il nous semble plus convenable de renvoyer, à propos de la cautérisation, à l'article correspondant dans le traitement des ulcères du col (pag. 65). Qu'il y ait ou non ulcération, la cautérisation n'en est pas moins une méthode de traitement par laquelle *on substitue une maladie à marche prompte et réglée, à une autre maladie à marche lente et progressive.* Telles sont les paroles du professeur Courty dans son opuscule sur la cautérisation actuelle du col utérin pendant la grossesse. Il s'agira dès-lors de choisir le caustique qui arrivera à ces fins, sans déroger à la maxime : *Tutò, citò et jucundè.*

Complication. — L'ulcération est la principale et la plus fréquente des complications de l'engorgement. L'ischurie, la dysurie, la constipation, ne sont que des phénomènes mécaniques qui disparaissent avec

[1] Il est presque probable qu'il y a eu une simple coïn cidence.

l'engorgement et auxquels il est facile de remédier momentanément. La vaginite cède facilement au repos et aux émollients dans les rares circonstances où elle survient. Les déplacements de l'utérus, antéversion, rétroversion, etc., ne disparaissent qu'avec l'engorgement, et le traitement de celui-ci est le même que celui de ces complications, quand celles-ci sont curables. Heureusement la rétroflexion s'observe rarement dans les engorgements du col. Nous allons dire quelques mots de l'ulcère du col qui quelquefois existe sans engorgement, nous dirons plus, qui précède quelquefois l'engorgement et en détermine la formation.

CHAPITRE II.

ULCÈRES DU COL.

L'histoire des ulcères du col exigerait à elle seule tout un travail , et les études multipliées qu'on en a faites prouve leur importance en pathologie.

Nous n'avons donc pas la prétention d'exposer ici leurs causes , les symptômes qui les font connaître ou soupçonner , leur diagnostic différentiel et enfin leur traitement ; mais leur fréquence dans les engorgements du col , la coexistence presque certaine de ces deux lésions , leur parenté , pour se servir d'un langage métaphorique , et l'occasion, enfin, qui nous a été fournie d'observer les bienfaits d'un traitement applicable à la fois aux engorgements et aux ulcères, nous ont déterminé à dire un mot de ces derniers.

Étiologie.

L'étiologie des ulcères du col comprend des causes générales et des causes locales.

Les premières sont absolument les mêmes que celles indiquées pour l'engorgement du col : l'âge , la constitution, le tempérament , l'hygiène, etc., jouent inévitablement un certain rôle, et constituent une série de causes prédisposantes et de causes d'entretien. Les diathèses ne sauraient être oubliées , quoi qu'en disent les organiciens , et nous sommes heureux d'étayer notre opinion de celle de nos maîtres, de M. Robert, de M. Mascarel [1] et autres, dont la pratique révèle des faits incontestables de l'influence des diathèses sur le développement, la marche et surtout le traitement des ulcères du col.

Causes locales.

Les causes locales plus appréciables à nos sens ont été celles dont l'étude a été la mieux suivie. Leur division en causes prédisposantes , déterminantes et causes d'entretien , nous paraît assez rationnelle pour être adoptée de prime-abord.

1° *Prédisposantes.* — Parmi celles-ci nous rangerons : l'abus du coït, la disproportion des organes sexuels, les premières approches, le développement exagéré du col, signalé pour la première fois par Lallemand, l'allongement hypertrophique , l'engorgement du même organe, les déplacements de l'utérus, la grossesse , les accouchements surtout s'ils ont été répétés ou laborieux, l'avortement accidentel et à plus forte raison provoqué, l'usage des pessaires , la leucorrhée, enfin les inflammations aiguës de la matrice , du col ou du vagin.

2° *Déterminantes.* — Parmi celles-ci nous comprenons : les contusions diverses auxquelles le col peut

[1] Gaz méd., 1857.

être soumis, les déchirures produites par le passage
d'un fœtus ou de tout autre corps logé dans la matrice,
le contact prolongé d'un liquide irritant de quelque
nature qu'il soit, le frottement du col contre un corps
résistant, que celui-ci appartienne à l'économie ou lui
soit étranger.

3° *Causes d'entretien*. — L'ulcère une fois produit a une tendance plus ou moins grande à l'extension suivant sa nature intime, son mode de production, et, pour ainsi dire, selon les milieux dans
lesquels il vit.

Ces trois conditions d'existence constituent ce que
nous appelons les causes d'entretien. Si l'on admet
les ulcères diathésiques, l'influence de ces mêmes
diathèses ne pourra certainement pas être niée.

L'ulcère succédant à une cause traumatique légère
aura évidemment moins de tendance à l'extension et
moins de *résistance vitale* (en supposant une vie à
l'ulcère) que celui qui aura succédé à des désordres
graves et déjà compromettants pour l'organe.

Symptomatologie.

Les symptômes généraux et locaux qui dévoilent ou
font soupçonner des ulcères du col utérin, sont iden-
tiques à ceux des engorgements du même organe ; le
toucher et le spéculum sont les seuls moyens de
diagnostic infaillibles, encore faut-il y prêter grande
attention.

Il serait pourtant vrai de dire que les écoulements purulents, avec ou sans stries de sang, de légères pertes sanguines à la suite du coït, des douleurs vives pendant cet acte, sont des symptômes appartenant aux ulcères du col.

Un toucher douloureux, sanglant, appartient plutôt à l'ulcère qu'à l'engorgement simple ; mais il peut aussi appartenir aux fongosités et aux granulations du col, et le spéculum seul peut fournir des notions certaines.

Encore faut-il, après l'application de l'instrument, absterger avec soin la surface de l'organe ; car il se forme parfois sur l'utérus une sécrétion albumineuse assez unie pour simuler l'aspect d'un col normal et faire croire à l'absence de toute lésion.

Siège.

Au point de vue du siège, l'ulcère et l'engorgement du col diffèrent essentiellement l'un de l'autre. L'ulcère affecte toujours ou à peu près la lèvre postérieure d'où il s'étend peu à peu autour de l'orifice utérin, et le mal faisant toujours des progrès gagne insensiblement la lèvre antérieure.

La fréquence des antéversions, l'écoulement des liquides utérins, la position même normale de l'utérus, suffisent pour nous expliquer ce lieu d'élection, sans avoir recours aux cas rares de stagnation des liquides virulents dans la partie postérieure du sillon utéro-vaginal.

Quelquefois l'ulcère siège dans l'intérieur même du col ; il n'est révélé à l'extérieur que par un écoulement purulent plus ou moins sanieux, avec les symptômes généraux ou locaux qui ont déterminé l'examen au spéculum Une légère pression sur le col suffit quelquefois pour dilater l'orifice utérin ; dans le cas contraire , on aurait recours aux divers spéculum utérins s'il était nécessaire d'établir un diagnostic précis sur le siège du mal.

Diagnostic.

Distinguer un ulcère de toute autre lésion du col, est chose le plus souvent aisée, grâce au spéculum. Mais être bien fixé sur la nature de cet ulcère et par suite sur le traitement convenable , voilà la difficulté.

Cette question, facilement résolue par ceux qui rejettent les influences diathésiques, a paru à M. Mascarel d'une importance suffisante pour mériter l'honneur d'un mémoire [1].

Les ulcères scrofuleux se reconnaîtront, dit-il, spécialement à la fonte des tubercules développés dans le tissu du col. Les ulcères dartreux n'offrent aucun aspect caractéristique et leur existence n'est démontrée

[1] Mascarel, Mémoire sur le diagnostic différentiel et le traitement des ulcérations du col de la matrice (Gaz. méd. 1857).

que par celle d'éruptions cutanées sur divers points
du corps , par l'espèce d'infection spécifique dont
M. Robert [1] fournit deux exemples frappants, et surtout par leur résistance à tout traitement, si les moyens
anti-herpétiques sont négligés.

Les ulcères scorbutiques très-rares , parce que la
diathèse scorbutique est peu commune dans nos pays,
sont mollasses, saignants, livides et comme ecchy-
mosés, tout autant de caractères que présentent chez
de pareils sujets toutes les solutions de continuité [2].

Il ne faut pas oublier que les ulcères syphilitiques
n'ont les caractères propres à la syphilis que pendant
les premiers jours de leur existence. Ce seront donc
les symptômes spécifiques coexistants et les anam-
nestiques qui pourront seuls guider la plupart du temps
le chirurgien.

Les ulcères diphtéritiques constituent plutôt une
forme qu'une nature de lésion; la spécialité des sécré-
tions que l'on a appelées, peut-être à tort , fausses
membranes, éclairera suffisamment le diagnostic pour
éviter toute cause d'erreur.

L'aspect particulier des ulcères cancéreux, leur
marche, leurs symptômes spéciaux , et enfin leurs
caractères microscopiques, mettront assez le praticien
sur la voie d'un pronostic fâcheux.

---

[1] Robert , Des aff. granul. ulcér. et carcin. du col, p. 42.
[2] Robert , *loc. cit.*

Marche et Pronostic.

Les ulcères du col naissent, s'accroissent et disparaissent d'une manière chronique. Telle est la règle générale qui a été formulée depuis long-temps. Cette lenteur dans la marche de là maladie amène parfois un degré de tolérance pernicieuse pour la femme. Nous avons vu, en effet, des femmes portant des ulcères au col retarder d'une semaine, d'un mois à l'autre, le moment de se soumettre à l'avis d'un médecin, sous le prétexte, pardonnable pour des ignorants, que les douleurs n'étaient pas continuelles.

Les ulcères cancéreux exceptés, il est rare que le médecin porte un pronostic fâcheux en présence d'un ulcère au col. Il est bien entendu que le pronostic ne portera nullement sur les diathèses qui peuvent influencer puissamment les lésions locales. Il serait peut-être plus exact de dire que les ulcères simples sont moins dangereux que les ulcères diathésiques, et qu'il y aurait une classification à faire de ceux qui sont renfermés dans cette dernière catégorie.

Traitement.

Les médications astringentes, révulsives ou dérivatives, dont nous avons parlé à propos de l'engorgement du col utérin, s'appliquent aux ulcères du même organe. Le traitement général ne sera pas moins utile

5

si l'état de l'économie le réclame. Mais de toutes les médications, celle qui semble le plus se rapporter à l'ulcère, est évidemment la médication caustique ou substitutive. Aussi l'avons-nous réservée spécialement pour cette complication habituelle des engorgements du col, pour lesquels elle est moins nécessaire.

Afin de bien déterminer le meilleur mode de cautérisation à suivre, il ne sera peut-être pas inutile de dire un mot sur la cicatrisation des ulcères.

La cicatrisation des ulcères du col suit à peu près la même marche que celle des ulcères des membres, c'est-à-dire qu'elle va de la circonférence au centre. Cette règle générale, formulée par Bennett, souffre pourtant des exceptions, et ne doit pas conduire à une série de cautérisations de la circonférence au centre, dans le but d'aider la nature dans son travail curateur.

Les ulcères qui siègent autour de l'orifice ou dans l'intérieur du col, fournissant une quantité de liquide irritant capable d'entretenir les ulcères extérieurs, il nous semblerait préférable d'attaquer d'abord ceux-ci, s'il devait être fait un choix. Mais pourquoi faire en plusieurs temps une opération toujours acceptée avec peine par les malades? Craindrait-on le développement d'une plus grand fluxion? Humoriste au suprême degré, voudrait-on laisser la nature s'habituer peu à peu à la suppression d'un écoulement morbide? Redouterait-on un plus haut degré de douleur? Les faits et la raison ont parlé assez haut pour dissiper des craintes aussi futiles, et il n'est certainement personne aujourd'hui qui laisse un point ulcéré pour une seconde cautérisation.

L'état des parties à la chute de l'eschare doit guider le praticien dans le temps qu'il doit laisser écouler entre les diverses cautérisations.

Il est évident que s'il existe la moindre inflammation il devra attendre que celle-ci soit complètement effacée. Quant au nombre de cautérisations, il est impossible à déterminer. Chez telle personne il n'en a fallu qu'une pour dissiper une vaste ulcération; chez telle autre plusieurs ont à peine suffi. On pourrait dire que l'ancienneté, l'intensité, les complications de la maladie sont de fâcheuses conditions pour la disparition prompte de la maladie.

La nature des caustiques comptera aussi pour beaucoup dans l'appréciation du nombre des cautérisations, et il sera facile de conclure, à la fin de cet article, que le fer rouge est le caustique le plus sûr, le plus prompt et presque le moins douloureux ; dans tous les cas, c'est celui qui exige le moins de cautérisations.

Afin de suivre un ordre dans l'énumération des caustiques dont on a fait usage, nous les distinguerons en caustiques cathérétiques ou modificateurs, et caustiques propres ou destructeurs. Nous dirons, enfin, un mot du galvano-caustique de Middeldorpf (de Breslau).

Caustiques cathérétiques. — Les cathérétiques ou caustiques légers agissent plutôt en modifiant qu'en détruisant les organes.

Nous avons déjà parlé de la solution iodée de Churchill. La teinture d'iode est quelquefois d'un heureux emploi dans les ulcères simples peu étendus dont la marche vers la guérison se fait très-lentement. La diathèse scrofuleuse qui les domine serait une indication.

Le nitrate d'argent dissous dans l'eau est moins facile à manier qu'à l'état solide ; il est aussi moins employé. On lui a reproché, peut-être avec raison, de susciter des hémorrhagies ; il faut donc le réserver aux ulcères simples sans fongosités ou granulations.

Le nitrate acide de mercure, dont Lisfranc faisait un emploi abusif, est tombé en désuétude depuis qu'on en a bien étudié les inconvénients. Difficile à manier, ce liquide expose le vagin à être cautérisé, et son contact provoque des douleurs cuisantes. L'eschare qu'il détermine est profonde, et la modification qui en est la suite est assez peu marquée pour exiger de fréquentes cautérisations.

Enfin, M. Hardy a signalé un grand inconvénient qui accompagne quelquefois les applications de nitrate acide de mercure : nous voulons parler de la salivation. Mascarel[1] prétend que la première cautérisation

---

[1] *Loc. cit.*

seule détermine ce phénomène morbide. Le malade,
d'après lui, semblerait s'habituer au caustique, qui
n'aurait d'autre action que celle qu'on lui demande.
Nous ignorons si M. Mascarel a été conduit par l'expérience à une pareille assertion; dans tous les cas,
il nous semble rationnel de penser que cette tolérance
de l'économie ne peut s'établir que lentement. Comment comprendre, en effet, une saturation si prompte
de l'organisme?

Le nitrate acide de mercure est peu usité dans les
salles du Dépôt de police, où pourtant il aurait peut-
être une action spécifique, et M. Courty est éloigné
de son emploi depuis les accidents qu'il a vu survenir
à la suite de son application.

Les pommades mercurielles, arsenicales et autres,
le collyre de Lanfranc, sont aussi d'excellents cathérétiques.

A celles-ci on pourrait ajouter la solution la moins
basique du professeur Béchamp. D'un emploi facile et
sans aucun danger, nous l'avons vue suffire maintes
fois dans les rougeurs et les exulcérations du col.

Caustiques propres. — M. Gendrin a eu, le premier,
l'idée de combattre les engorgements du col par la
potasse caustique. Dupuytren l'employa après lui;
mais son application, très-difficile, exige les précautions les plus minutieuses.

Le caustique de Vienne paraît avoir plus réussi
dans les mains de M. Bennett; son action, moins

puissante, semble mieux s'accommoder aux divers degrés de cautérisation.

Filhos, frappé des grands avantages qu'on pouvait retirer d'un caustique assez puissant, capable de modifier rapidement les tissus et de n'exiger par là qu'un petit nombre d'applications, Filhos, disons-nous, imagina de solidifier la poudre de Vienne sous forme de crayons. Tout ce qu'on peut lui reprocher, c'est une action fatalement énergique qui ne peut être nullement modifiée ; d'un autre côté, sa prompte altérabilité en rend la conservation difficile.

M. Boys de Loury s'est bien trouvé du chlorure de zinc à la gutta-percha, préparé par M. Robiquet. Voici les conclusions auxquelles il arrive : « Ce caustique est d'une application facile ; il détermine peu de douleur, l'étendue et la profondeur de son action peuvent être limitées, sa conservation est aisée. [1] »

Cette préparation n'a jamais été employée sous nos yeux. Pourtant, tout le monde connaît la difficulté qu'on a à délimiter l'action du caustique Canquoin, et nous répugnerons à laisser au fond du vagin, pendant plusieurs heures, un topique qui, à notre insu, pourrait produire des désordres mortels.

Fer rouge. — Indiquée par Celse [2] et par Percy,

[1] Gaz. hôp., 26 juill. 1856.
[2] Après avoir énuméré les diverses poudres, pommades et onguents employés à cette époque contre les ulcères du col, Celse ajoute : *Sin in hâc ratione non tollitur, vel medicamentis vehementioribus, vel ferro adurendum.*

proposée par Larrey pour une ulcération cancéreuse du col, la cautérisation au fer rouge a été mise en honneur par M. Jobert de Lamballe.

Convaincu par ses dissections de l'insensibilité du col, Jobert n'hésita pas à porter le feu sur cet organe engorgé ou ulcéré. Les premières expériences datent de 1830. Depuis, il les a répétées sur une grande échelle, dans les hôpitaux et en ville. M. Laurès, son élève, a donné une analyse de ses travaux dans sa thèse inaugurale [1].

MM. Broussonnet et Courty ont vulgarisé cette médication au Dépôt de police de Montpellier. On y est tellement familiarisé avec le feu, qu'il nous souvient en avoir vu demander l'emploi par des femmes qui croyaient le même remède applicable à tous les maux.

Les nombreuses observations de cautérisation au fer rouge que nous avons pu recueillir en ville, nous prouvent la vanité des paroles d'un chirurgien ennemi de la méthode : *On chasserait immédiatement de la maison le praticien qui oserait proposer en ·ville un semblable moyen.*

Le mode d'application est bien simple : il faut un spéculum en bois, en ivoire ou tout autre corps mauvais conducteur du calorique. M. Becquerel croit cette précaution inutile, le séjour du cautère dans le spé-

[1] Paris, 1844.

culum étant de trop courte durée pour élever sensiblement la température de celui-ci. Il est pourtant si facile de se procurer un spéculum en bois, que nous ne voyons pas pourquoi on n'épargnerait pas à la femme l'impression la plus légère de chaleur.

La forme des cautères varie à l'infini : ils sont en roseau, en olive, aplatis (nummulaires, etc.) Le cautère olivaire autrefois employé pour brûler l'intérieur du col remplissait assez mal le but du chirurgien : il était difficile d'arriver à une assez grande profondeur. M. le professeur Courty, étendant l'usage des cautères à bec d'oiseau, osa le premier porter le feu dans la cavité du col utérin.

Son cautère diffère des autres dans la direction du bec : celui-ci se continue en ligne droite avec la tige qui le supporte, au lieu de former avec celle-ci un angle quelconque. La longueur du bec est de 4 ou 5 centimètres, en sorte qu'il peut atteindre jusqu'à l'orifice interne du col, et, dans ce cas, la boule sur laquelle il repose cautérise elle-même le pourtour de l'orifice interne. On trouvera d'ailleurs des détails sur ce mode de cautérisation dans un mémoire qui doit paraître prochainement.

Degré de cautérisation. — La cautérisation peut être objective, superficielle ou profonde. La cautérisation objective s'emploie dans le cas d'ulcères simples dont on veut modifier la vitalité.

Elle est pratiquée à distance ; les tissus ne sont pas

détruits, ils sont séchés et modifiés dans leur fonction vitale.

La cautérisation superficielle est faite sur un ou plusieurs points : dans ce dernier cas, elle porte le nom de *cautérisation transcurrente*.

M. Becquerel emploie de préférence la cautérisation superficielle, il dit même d'une manière à peu près exclusive. Cette assertion nous autorise à penser que le médecin de la Pitié n'applique guère la cautérisation actuelle qu'aux ulcères du col non compliqués d'engorgement, ou mieux encore elle nous explique la confiance extrême qu'il donne à l'association des divers modes de traitement.

Le docteur Niobey a publié en 1849 un travail sur la cautérisation transcurrente dans les engorgements chroniques du col. Il donne un aperçu des avantages qu'en a retirés M. Jobert de Lamballe dans un grand nombre de cas.

La cautérisation profonde, courageusement innovée par M. Jobert, a été mise en pratique par tous ceux qui ont été convaincus de l'utilité et de l'innocuité de la méthode.

En cautérisant profondément on évite une seconde, une troisième opération qui découragent la malade au lieu de la rassurer.

Rarement nous avons vu le professeur Courty revenir à une seconde application du cautère actuel, tandis que nous lisons dans l'ouvrage de M. Becquerel : « Si

l'on fait une deuxième cautérisation, une troisième,
il faut quinze jours d'intervalle entre chacune d'elles.
J'ai rarement eu besoin, même avec des cautérisations
superficielles, d'aller au-delà de cinq ou six. » Ce langage fait au moins supposer que M. Becquerel est
habitué à répéter les cautérisations.

Quoi qu'il en soit de l'intensité de la cautérisation,
le fer rouge produit une eschare plus ou moins profonde, il modifie profondément l'organe malade sans
déterminer d'autres symptômes que l'écoulement un
peu plus abondant des mucosités ou du pus. Si son
application demande un plus grand appareil, des préparatifs plus effrayants que ceux exigés par le caustique Filhos, les avantages n'en sont point comparables.
L'effroi des préparatifs cède à l'assurance d'insensibilité
formulée par le médecin, et il n'est peut-être pas in-
différent pour les suites que la malade soit étonnée
d'une pareille innocuité.

En tout cas, la facilité de délimitation du caustique, l'absence de toute douleur pendant et après
l'opération, le peu de risque de toute inflammation consécutive, les effets radicaux qu'on retire d'une
première application, ne doivent pas, ce nous semble, faire hésiter entre les deux. Nous ne voulons
point par là bannir de la thérapeutique le caustique
Filhos; mais nous croyons que le praticien doit savoir
faire un choix, et nous adoptons complètement les
conclusions de M. Laurès pour les cas dans lesquels

le fer rouge est très-utile sinon indispensable [1] : 1° les ulcérations exubérantes, fongueuses, compliquées d'hémorrhagies et d'*hypertrophie*, soit simple, soit avec induration, soit avec ramollissement; 2° l'*hypertrophie* considérable avec *catarrhe* utérin sans ulcération ; 3° les ulcérations autour de l'orifice du col, ayant détruit une partie de ce pourtour ; 4° les ulcérations à fond induré.

On ne nous en voudra certainement pas d'avoir adopté pour un instant le mot *hypertrophie* pour *engorgement*, et nous ferons remarquer en passant que, sans nier l'histoire du catarrhe utérin, nous croyons que ces écoulements qu'on lui attribue tiennent souvent à un ulcère dans l'intérieur du col, surtout si l'écoulement est purulent.

Crayon caustique de M. Bonafond. — Dans le but d'épargner aux malades la vue du *grand appareil* qu'exige l'application du fer rouge, M. Bonafond imagina des crayons combustibles, dont M. Aran semble avoir retiré de bons effets à l'hôpital Saint-Antoine. L'expérience n'a rien dit sur ce moyen déjà ancien, puisqu'il date de deux ans. Nous craignons pour cette panacée le sort de beaucoup d'autres qui meurent en naisssant.

Galvano-caustique. — La cautérisation électrique ne diffère de la cautérisation au fer rouge que par la

[1] Laurès, *loc. cit.*

nature du corps chauffé, ou, mieux encore, par le moyen d'obtenir le calorique. Dans les deux cas, on se sert d'un corps de forme déterminée que l'on porte au rouge blanc, afin qu'il détruise par le simple contact et qu'il modifie par une influence jusqu'ici peu connue.

Le cautère électrique a sur le cautère actuel proprement dit des avantages irrécusables. Il n'exige aucun préparatif effrayant; il est maintenu à la même température pendant toute la durée de l'opération, et le praticien n'a besoin d'aucun aide souvent accepté avec répugnance. Mais l'appareil coûte cher; il se dérange facilement, comme tous les appareils électriques, deux conditions qui en empêcheront la vulgarisation dans les petites villes, et à plus forte raison dans les campagnes.

D'ailleurs, on n'est pas encore suffisamment éclairé sur ce mode de cautérisation, et il serait difficile de se prononcer sur son utilité avant qu'on ait frappé de nullité tous les inconvénients graves qu'on lui attribue.

La cautérisation au fer rouge donne une heureuse impulsion à la maladie ; mais elle a besoin d'être aidée par les astringents quand l'eschare est détachée. C'est surtout après la cautérisation actuelle que la solution ferrugineuse du professeur Béchamp nous a rendu d'éminents services.

CONCLUSIONS.

Les engorgements et les ulcères du col se compliquent mutuellement.

Ils s'observent le plus souvent de 25 à 35 ans sur les femmes mariées, et surtout celles qui abusent du coït.

Les tempéraments et les diathèses jouent un grand rôle dans leur pronostic et leur traitement.

Le traitement général seul ne suffit pas le plus souvent à la guérison.

Le traitement local a une grande action sur les engorgements et les ulcères simples ; mais tous les malades se trouvent bien du traitement général souvent indispensable.

La médication astringente est très-utile dans les engorgements et les ulcères simples ; elle est souvent nécessaire et suffisante.

La médication hydrothérapique est d'un grand secours à l'économie et à la lésion locale.

La médication caustique est souvent indispensable dans les ulcères et les engorgements fongueux.

Les cathérétiques suffisent aux ulcères simples.

De tous les vrais caustiques, le fer rouge est le meilleur, le moins dangereux et le plus facile à manier.

L'électricité pourra devenir un bon moyen, si l'on parvient à en régulariser le développement, à en mesurer l'action et à diminuer le prix des instruments.

OBSERVATIONS.

—

PREMIÈRE OBSERVATION.

Ulcère sur la lèvre postérieure ; engorgement de la lèvre antérieure
du col de l'utérus.

Mme. T..., âgée de 23 ans, d'une bonne constitution, d'un tempérament lymphatico-nerveux, n'a
jamais été malade durant son enfance. Réglée à
16 ans sans éprouver aucune souffrance, elle a été
mariée à 18. Après quinze mois de mariage, elle eut
un enfant. L'accouchement fut douloureux, les suites
de couches ne furent pas de trop longue durée. Depuis
lors cependant, Mme. T... souffre un peu dans le
bas-ventre, et ses règles, un peu plus abondantes
que précédemment, sont suivies d'une perte blanche
parfois assez abondante. Depuis quatre ou cinq mois,
les douleurs dans le bas-ventre, dans les aines, dans
les reins, ont augmenté ; la marche, la station assise,
les courses en voiture les réveillent ; le coït est difficilement toléré. Mme. T... est triste, rêveuse,
languit chez ceux qu'elle aimait autrefois à voir ;
l'appétit est pourtant conservé, les fonctions digestives
s'exécutent bien. Le col est douloureux au toucher ;
celui-ci révèle un engorgement de la lèvre antérieure
avec une légère perte de substance sur la lèvre postérieure auprès de l'orifice utérin. Le museau de tanche
est légèrement entr'ouvert et ne saigne pas ; il s'écoule

une très-petite quantité de muco-pus. Le spéculum confirme les indices du toucher : l'ulcère qui siège sur la lèvre postérieure est peu étendu, peu profond ; il n'y a ni granulations ni fongosités saignantes à l'orifice utérin. Pour bien saisir le col, il faut aller le chercher un peu en arrière, ce qui est dû à une légère antéversion de l'utérus.

Le 15 juillet 1859, cautérisation au fer rouge sur toute l'étendue de l'ulcère ; repos, application de compresses imbibées d'eau froide sur le bas-ventre. — Le soir, le lendemain, il y a peu de réaction ; Mme. T... a mangé une côtelette et quelque potages.

19 juillet. L'eschare n'est pas encore détachée ; le ventre est libre, presque indolore à la pression : injections astringentes, bains de siège frais.

21. L'eschare est détachée en grande partie ; le fond de l'ulcère est rouge, ne saigne pas, les bords en sont peu marqués. Continuation ; courtes promenades, suivies de repos sur un canapé.

25. Mme. T... se trouve beaucoup mieux ; la marche est facilement tolérée ; elle ne détermine de douleur ni aux reins, ni aux aines, ni au bas-ventre. Elle part pour son pays, quoiqu'il faille faire une traversée de plusieurs jours.

M. Courty lui recommande le repos à la suite des moindres fatigues, l'usage des toniques et des ferrugineux, et surtout des bains de mer. — Depuis lors, Mme. T... se porte très-bien.

DEUXIÈME OBSERVATION.

Engorgement de l'utérus et du col ; ulcères et granulations autour de l'orifice utérin et dans l'intérieur de l'organe ; végétation sur la lèvre postérieure.

Mme. M..., âgée de 38 ans, d'une constitution détériorée, d'un tempérament lymphatique et nerveux, a vu ses règles s'établir difficilement à l'âge de 17 ans. Mariée à 22 ans avec un manouvrier de haute stature et d'une forte constitution, elle a fait, dans l'espace de onze ans, sept enfants bien portants et deux fausses couches. Depuis la seconde de ces fausses couches qui arriva à l'âge de 28 ans après le cinquième accouchement heureux, Mme. M... souffre de la matrice. Elle avait d'abord des pesanteurs dans le bas-ventre, des douleurs de reins quand elle travaillait un peu plus qu'à l'ordinaire ou qu'elle faisait un léger effort. Ces souffrances ne l'ont pourtant pas empêchée de mettre au monde deux autres enfants bien portants. Ces deux grossesses furent plus pénibles que les cinq précédentes : elles se terminèrent pourtant assez bien, mais les suites de couches furent longues.

Depuis le dernier accouchement, Mme. M... a vu les souffrances augmenter ; son ventre devint pesant, douloureux à la pression ; la marche, le moindre faux-pas, les mouvements brusques augmentaient ses douleurs ; le coït était parfois intolérable. Une trop longue station droite ou assise déterminait des douleurs de reins très-violentes ; notre malade en était arrivée à se voûter comme un vieillard, et, les douleurs se faisant plus sentir du côté gauche que du côté droit, elle était penchée dans ce dernier sens. Peu à peu Mme. M... perdit l'appétit, elle maigrit beaucoup, le système nerveux s'exalta, et elle ne put se livrer à aucun travail minutieux ; le moindre bruit, la moindre contrariété la rendaient malade.

Mal conseillée, elle attendait sa guérison du temps et de la patience. Enfin, dans les premiers jours de 1859, elle se confia à M. Courty, qui trouva un engorgement très-considérable du col et du corps de l'utérus avec des fongosités ulcérées autour de l'orifice utérin et sur la lèvre postérieure. Les menstrues étaient très-copieuses, accompagnées de douleurs violentes dans tout le bassin ; la constitution était délabrée, l'appétit nul ; les digestions se faisaient mal, constipation opiniâtre, le sommeil rare et de courte durée. Le 10 juin, il fut pratiqué une cautérisation au fer rouge, qui ne détermina aucun phénomène fâcheux et améliora singulièrement l'état local.

Mme. M... est soumise à l'usage de l'iodure de potassium et des ferrugineux.

Le 20 juillet, le col était encore engorgé, rouge, sensible au toucher ; il s'écoulait par l'orifice utérin une assez grande quantité de muco-pus (cette perte existait depuis longues années, et elle avait été bien diminuée par la cautérisation au fer rouge). Avec le spéculum on découvre une végétation ulcérée sur le sinus vaginal postérieur. Les douleurs abdominales et sacrées ont reparu plus intenses depuis quelques jours; la santé générale est un peu rétablie.

Le 21 juillet, un bouton de feu est porté sur la végétation ulcérée ; précautions ordinaires, quelques jours de repos, pas d'accidents. L'eschare se détache le 1er août, la végétation est détruite, il reste une plaie simple , légèrement saignante , que l'on touche avec le nitrate d'argent.

2 août. Même état ; l'engorgement persiste avec les mêmes phénomènes, les digestions se font mal depuis quelques jours , constipation opiniâtre malgré l'usage de lavements huileux : — purgatif doux.

5 août. L'état général s'améliore peu à peu. — Amers toniques, sirop ferrugineux du prof. Béchamp [1]; bains de siège frais deux fois par semaine, injections vaginales avec la décoction d'écorce de chêne.

26 août. Le col est rouge, saignant à l'orifice utérin. Usage de la solution de M. Béchamp (degré le plus faible). Injections vaginales , enveloppement dans le drap mouillé.

Le 27 et le 28 , le col est barbouillé avec la même solution.

29 août. Les règles arrivent sans douleurs et ne sont pas abondantes.

---

[1] Avec la solution de peroxi-chlorure de fer, M. Béchamp fait un sirop dont l'action tonique est déjà bien démontrée.

5 septembre. L'écoulement menstruel a cessé.
Mme M... est étonnée de ne pas souffrir. Reprise du
pansement avec la solution ferrugineuse, des injections
et du drap mouillé.

13 septembre. Depuis quelques jours notre malade
ressent des douleurs vives et intermittentes dans la
fosse iliaque gauche; la pression ne les exagère pas ;
elles augmentent surtout le soir au lit, et empêchent
Mme M... de s'endormir. Ces douleurs la fatiguent,
l'*énervent*. Potion avec quelques gouttes d'éther et
de teintures de valériane et de castoréum. — 16. Le
système nerveux est calmé ; les douleurs névralgiques
sont moins intenses. En essuyant le col, on aperçoit
deux légers ulcères sur la lèvre postérieure. Usage
d'une solution ferrugineuse plus concentrée. Continuation des moyens précédemment indiqués.

25 septembre. Apparition des règles sans souffrance
aucune.

30 septembre. L'écoulement menstruel a disparu,
il n'est pas accompagné de pertes blanches.

1er octobre. Depuis deux jours les douleurs névralgiques abdominales ont reparu ; elles naissent un peu
en arrière de l'épine iliaque antérieure et supérieure
gauche, et s'irradient dans toute la région abdominale
du même côté. Quelquefois elles partent de la colonne
vertébrale au niveau de la 12e dorsale, et se dirigent
en avant, d'où elles se perdent dans la fosse iliaque
gauche. Injection de 8 gouttes d'une solution à $^{1}/_{100}$

de sulfate neutre d'atropine. Au bout d'un quart d'heure surviennent les phénomènes d'intoxication ordinaires : tournoiements de tête, dilatation des pupilles, sècheresse de la bouche, etc. Six heures après l'injection, les phénomènes avaient disparu et la douleur aussi.

2, 3, 4, 5, 6, 7. Mme M .. dort pendant la nuit ; mais les douleurs névralgiques se réveillent le matin, moins fortes à la vérité mais tenaces, et s'exaspèrent par le mouvement. Injection de 10 gouttes de la même solution sur un point douloureux. — Symptômes d'intoxication, cessation de la douleur. Quelques jours après, elle reparaît encore. Nouvelle injection, amélioration notable.

18. Les règles apparaissent; l'écoulement est peu abondant; douleurs vagues dans le bas-ventre, malaise. Mme M... reprend le drap mouillé, les injections et l'application de la solution ferrugineuse dès qu'elles ont disparu. Les douleurs dans le bas-ventre diminuent peu à peu ; l'état général s'améliore considérablement.

2 novembre. Le col est toujours engorgé ; il reste sur la lèvre postérieure un très-léger ulcère ; il n'y a presque pas de pertes blanches. Continuation des injections astringentes et du pansement avec une solution plus concentrée. Les froids rigoureux déterminent la cessation de l'enveloppement dans le drap mouillé.

15 décembre. Il n'y a plus d'ulcère sur le col ; il est toujours engorgé. Cessation de tout traitement.

6 avril 1860. Mme M... a été surveillée depuis qu'elle a cessé tout traitement. Les règles ont paru régulièrement; elles n'ont provoqué le plus souvent que de bien légères douleurs. La santé s'est maintenue bonne; toutes les fonctions s'exécutent régulièrement. Le col et l'utérus sont toujours engorgés; la sonde utérine mesure 11 centîmètres, mais son application n'est pas suivie d'écoulement sanguin; et la surface du col ne présente ni végétations, ni ulcères, ni granulations, ni duretés.

TROISIÈME OBSERVATION

Engorgement, ulcères et granulations du col.

Mme F... est âgée de 25 ans, elle est d'une bonne constitution et d'un tempérament nerveux. Réglée à 15 ans, mariée à 17, elle est accouchée d'un enfant 21 mois après son mariage. — Deux ans après, elle eut un autre enfant qu'elle allaita comme le premier, et enfin deux ans après, elle en nourrissait un troisième. Les deux derniers mois de cette grossesse furent souffrants; elle avait souvent des tranchées utérines, des douleurs de reins; elle craignait fort de ne pas arriver à terme. Cependant l'accouchement ne fut pas plus douloureux et les suites de couches plus longues. Mais depuis lors Mme F.... éprouve des pesanteurs dans le bas-ventre, des douleurs de reins, des coliques utérines parfois suivies d'un léger suintement de sang; le coït est très-douloureux et détermine souvent un écoulement sanguin; les règles sont très-abondantes, le sang est peu coloré. Il n'existe pas de pertes blanches, la santé est conservée; pourtant Mme F... prétend être bien maigrie depuis un an qu'elle souffre : migraines fréquentes, système nerveux exalté, surtout à l'époque des mois, appétit à peu près conservé, constipation; battements de cœur, bruit de souffle aux carotides, essoufflement après une marche un peu rapide.

Le toucher est douloureux, on sent avec le doigt un engorgement assez considérable de la lèvre anté-rieure; l'orifice utérin est dilaté, rempli de fongosités saignantes; la lèvre postérieure est inégale, il y a une légère antéversion de l'utérus; le spéculum confirme le diagnostic du toucher. De nombreuses granulations remplissent l'intérieur du canal utérin, un grand ulcère recouvre toute la lèvre postérieure.

18 octobre 1859. Cautérisation au fer rouge *intrà* et *extrà* [1]; précautions habituelles.

19. Sommeil pendant la nuit, légères douleurs dans le bas-ventre; repos, application d'eau fraîche, bouillons, potages, côtelette.

20, 21, 22. Repos sur un canapé, quelques tiraille-ments dans les aines.

23. Mme F... fait une courte promenade et ne se sent pas trop fatiguée. Les jours suivants même état; repos sur le canapé après la promenade, presque pas

---

[1] Avec le cautère en forme de roseau et de bec d'oiseau.

de douleurs. Quatre dragées de Gilles à prendre : deux le matin, deux le soir, augmenter d'une tous les jours; injections vaginales matin et soir avec de l'eau ordinaire.

2 novembre. L'eschare est détachée; il reste une surface rouge, peu saignante, sans granulations ni fongosités; pansement avec la solution ferrugineuse la plus concentrée (à 1 équivalent de base), injections vaginales avec la décoction d'écorce de chêne, dragées ferrugineuses à l'intérieur. Mme F... sent parfois des *battements* dans la tête, un rien l'énerve, elle s'ennuie; la lecture qu'elle aimait tant la fatigue; parfois elle pleure sans savoir pourquoi. Potion avec l'éther et les teintures de valériane et de castoréum.

5 novembre. Les règles arrivent sans causer trop de douleurs, l'écoulement sanguin est abondant, repos sur le canapé autant que possible. Pendant la durée des règles (6 jours), la malade est plus énervée; la céphalalgie persiste avec tintements d'oreille, vue obscurcie, sensibilité exagérée.

11. Reprise des injections et du pansement, le col se modifie; il n'y a déjà plus d'ulcère que dans l'intérieur du canal utérin. — Ceinture hypogastrique pour obvier à l'antéversion.

6 décembre. Les mois reparaissent moins abondants, et ne déterminent aucun des phénomènes hystériques habituels.

15. Le col est complètement cicatrisé; il ne reste plus qu'un léger engorgement de la lèvre antérieure,

16. La station assise, trop long-temps continuée, détermine des coliques utérines ; les phénomènes hystériques reparaissent ; frissons dans tout le corps ; douleurs névralgiques à la tempe, aux reins, dans les jambes. — Potion avec les teintures de valériane et de castoréum.

21. Mme. F... a pu sortir et promener assez longuement ; elle ne souffre plus. Pourtant le col a toujours de la tendance à saigner dès qu'on touche autour de l'orifice. — Continuation du traitement.

1er janvier 1860. Les règles apparaissent sans douleur ; elles ne sont pas abondantes, le sang est bien coloré.

8. L'écoulement sanguin a cessé ; embarras gastrique, perte d'appétit, envies de vomir, langue sale. — Purgatif doux.

12. L'état du col est on ne peut plus satisfaisant ; plus d'engorgement, plus de granulations dans l'intérieur ; pas de douleurs dans le ventre ni aux lombes. Mme. F... fait une course assez longue en voiture et n'en est pas incommodée.

19. Mme. F... se sent le courage de revenir auprès de son mari, et de faire une assez longue traversée.

4 avril 1860. Mme. F... écrit qu'elle se porte à merveille et ne souffre plus.

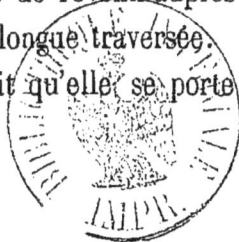

FIN.

TABLEAU *des maladies qui se sont présentées au Dépôt de police de Montpellier,
depuis l'année 1852 jusqu'à l'année 1859 inclusivement.*

ANNÉES.	Ulcères à la vulve.	Ulcères au col.	Ulcères à l'anus.	Ulcères à la bouche.	Engorgemens du col.	Rougeurs du col.	Granulations du col.	Uréthrite.	Vaginite.	Écoulement vaginal.	Écoulement utérin.	Végétations à la vulve.	Pustules plates.	Syphylides, taches, etc.	Bubons.	Nombre d'entrantes.
1852.	44	12	14	15	5	11	24	2	20	5	55	11	7	8	5	152
1853.	50	21	28	11	10	20	54	4	59	5	64	13	10	8	9	222
1854.	67	18	36	6	8	31	42	6	41	7	51	11	9	8	8	256
1855.	89	16	35	4	2	20	55	3	30	13	43	8	9	10	9	225
1856.	45	21	24	6	7	16	21	4	18	5	21	8	8	8	2	150
1857.	32	15	29	9	14	4	26	4	17	5	29	11	20	7	5	115
1858.	52	74	56	50	18	18	26	6	21	4	61	17	10	16	4	208
1859.	38	14	25	13	18	14	49	1	7	1	57	14	6	7	1	167
Total.	415	191	245	94	80	134	277	30	193	41	561	95	79	72	41	1435

Nota. Il manque à ce Tableau les mois de novembre, de décembre et une partie du mois de janvier de l'année 1856, les mois de novembre, de décembre et une grande partie des mois de janvier, février et mars de l'année 1857 : les cahiers de ces mois ayant été égarés.

Il s'est présenté, outre les maladies spécifiées dans ce Tableau : 2 cas de polypes utérins, 5 cas de cancer du col, et 1 cas de valvule vaginale cicatricielle.

Enfin, il eût fallu souvent noter des antéversions de l'utérus concordant avec des engorgements du col ou de l'organe : ces derniers se sont pourtant présentés assez rarement.

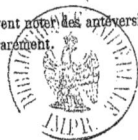

www.ingramcontent.com/pod-product-compliance
Lightning Source LLC
Chambersburg PA
CBHW050604210326
41521CB00008B/1108